Alfred Kirchmayr

Rettet die Purzelbäume – Kinderwitz und Lebenskunst

Alfred Kirchmayr

Rettet die Purzelbäume

Kinderwitz und Lebenskunst

Ein Sach- und Lachbuch
zur Bewußtseinserheiterung
und -erweiterung

EDITION VA BENE

Der Verlag legt großen Wert darauf, daß seine Bücher der alten Rechtschreibung folgen. Die Entscheidung bezieht sich auf die Sinnwidrigkeit der meisten neuen Regeln und darauf, daß sie sich gegen die deutsche Sprache selbst richten.

Gedruckt mit Unterstützung der Kulturabteilung der Stadt Wien, Wissenschafts- und Forschungsförderung, und des Kulturamtes der Niederösterreichischen Landesregierung.

Die Deutsche Bibliothek – CIP-Einheitsaufnahme

Kirchmayr, Alfred:
Rettet die Purzelbäume. Kinderwitz und Lebenskunst /
Alfred Kirchmayr. –

Wien–Klosterneuburg: EDITION VA **b**ENE, 2009
(Sach- und Lachbuch)
ISBN 978-3-85167-226-8

E-Mail: **edition@vabene.at**
Homepage: **vabene.at**

Satz und Druckvorlage: b+R-satzstudio, Graz
Umschlaggestaltung: adpl-solutions-Druckdenker
Mag^{a}. Tina Gerstenmayr, Wien
Druck und Bindung: Druckerei Theiss GmbH,
A-9431 St. Stefan im Lavanttal

Printed in Austria

ISBN 978-3-85167-226-8

INHALTSVERZEICHNIS

Einleitung

Laßt euch die Kindheit nicht austreiben.
Nur wer erwachsen wird und Kind bleibt, ist ein Mensch.
Erich Kästner

Nieder mit der Schwerkraft!
Es lebe der Leichtsinn!

Rettet die Bäume! Das war vor einigen Jahrzehnten das Motto der Grünbewegung. Unser schöner Planet Erde darf nicht vergiftet und ausgebeutet werden. Denn Mutter Natur und Natürlichkeit sind die Basis allen Lebens. Auch unser menschliches Leben, unsere Lebhaftigkeit bedürfen der Achtsamkeit und des Schutzes vor Ausbeutungs- und Zerstörungswut. Das gilt auch für die menschliche Natur.

Purzelbäume sind eine ganz besondere Art von Bäumen – sie sind vom Aussterben bedroht. Deshalb habe ich dieses Buch zu ihrer Rettung, Förderung und Verbreitung geschrieben. Purzelbäume leben vom risikofreudigen Spiel mit Fliehkraft und Schwerkraft, Freiheit und Notwendigkeit, Risikofreudigkeit und Sicherheit. Wenn man einen Purzelbaum macht, stellt man sich selber und anderes kurzfristig auf den Kopf. Das ist ungewöhnlich und verändert die Welt-Anschauung – wörtlich verstanden.

Ähnlich kurz sind die Pointen guter Witze, die auch so manches auf den Kopf stellen. Es gibt sehr unterschiedliche Purzelbäume: Spaßpurzelbäume, Gefühlspurzelbäume, Gedankenpurzelbäume, Sprachpurzelbäume, Anstands- und Moralpurzelbäume –

um nur einige zu nennen. Auch der *Baum des Lebens* hat etwas mit den Purzelbäumen zu tun.

Das Dilemma, die Balance zwischen Kindlichkeit und Erwachsensein nicht zu verlieren, hat Erich Kästner in seiner *Ansprache zu Schulbeginn* treffend beschrieben: *Früchtchen seid ihr, Spalierobst müßt ihr werden! Aufgeweckt wart ihr bis heute, und einwekken wird man euch ab morgen! So, wie man 's mit uns getan hat. Vom Baum des Lebens in die Konservenfabrik der Zivilisation, das ist der Weg, der vor euch liegt ... Laßt euch die Kindheit nicht austreiben ... Nur wer erwachsen wird und Kind bleibt, ist ein Mensch.*

Ohne *Purzelbäume im Kopf* gibt es auch keine Kreativität. Der Amerikaner Alexander Osborn gilt als Vater des Brainstorming, einer sehr kreativen Assoziationstechnik zur Vorbereitung kreativer Problemlösungen. Die vielen Gedanken, Einfälle und Fragen, die bei diesem Großhirngedankensturm spontan herauspurzeln, verursachen Purzelbäume im Kopf und fördern durch ungewöhnliche Einfälle und Wahrnehmungsweisen originelle Lösungen von allen möglichen Problemen.

Wenn die Purzelbäume, die Ausdruck vitaler kultivierter Kindlichkeit sind, verkümmern, verenden die wichtigsten *Elixiere des Lebens*. Lebenslust und Lebensfreude gehen allzuoft verloren. Das ist eine Erfahrung, die ich seit 33 Jahren auch in meiner psychotherapeutischen Praxis mache. Immer mehr Menschen leiden an Sinnlosigkeit und Kraftlosigkeit, an Depressionen, Angststörungen, Süchten und Aggressionsstörungen. Tierischer Ernst macht immer mehr Menschen unglücklich und krank.

Die jüdischen Ärzte *Sigmund Freud*, *Alfred Adler* und *Viktor Frankl* haben in Wien geniale Methoden der Psychohygiene und Psychotherapie entwickelt, weil sie einen ausgeprägten Sinn für die große Bedeutung von Kindlichkeit, Spiel, Witz und Humor hatten. Zur Bewältigung von Problemen und zur Rettung der Lebensfreude bedürfen wir dieser Elixiere der Lebensgestaltung.

Denn diese Schöpfer einer *weltlichen Seelsorge* (Sigmund Freud) gehören einem Volk an, das in den Jahrtausenden seiner Geschichte entsetzliches Elend erleben mußte und am wenigsten zu lachen hatte. Gerade deshalb – und trotzdem! – hat das jüdische Volk den tiefstsinnigen Humor, den listigsten Witz und ein befreiendes Lachen als köstliche Überlebensmittel in besonderer Weise entfaltet.

Treffend sagte es der große Volksdichter Scholem Alejchem: *Wenn ein Tier einen tiefen Schmerz fühlt, dann schreit es. Der Mensch – als einziges Lebewesen dieser Erde – hat noch eine zweite Möglichkeit: Er kann lachen.*

Intellektuelles Spiel und kindliche Unbekümmertheit – trotz aller Zores – spielen im jüdischen Geist und Leben eine besondere Rolle. Das kommt im folgenden Witz köstlich zum Ausdruck: *Die Juden werden in der Thora so oft als „Kinder Israels" bezeichnet, daß ein aufgeweckter kleiner Schüler schließlich unwillig fragte: „Haben die Erwachsenen eigentlich nie was gemacht?"*

Aber *tierischer Ernst* hat sich auch in die Welt der Psychotherapie eingeschlichen. Allzuoft steht die *Leidensgeschichte*, die Pathologie, im Vordergrund. Psychotherapie sollte auch die *Freudengeschichte* mehr beachten. Sie ist doch eher der Geburtsklinik vergleichbar als der Pathologie! Und eine Freud-lose Psychoanalyse – das ist doch komisch. Ich bin ein dankbarer Schüler von Sigmund Freud, aber auch von Alfred Adler und anderen kreativen Psychotherapeuten und Therapeutinnen.

Freude, Witz und Humor werden heutzutage viel zu wenig geachtet, beachtet und kultiviert. Der *Jammerlappen* unseres Hirns wird zu sehr genährt – und der *Freudenlappen* verkümmert. Doch man muß sich auch vom Zeitgeist nicht alles gefallen lassen. Mein Motto heißt: *Lachen – und nicht alles mitmachen!* Es gibt, weiß Gott genug, das man mitmachen muß – aber nicht alles!

Wir lassen uns vom herrschenden Leistungs-, Konkurrenz- und Konsumdruck einfach zu viel gefallen. Für Heiterkeit, Lachen, Blödeln, Entspannung und gemütliches Beisammensein gönnen wir uns viel zu wenig Zeit. Der herrschende Wahnsinn der Normalität kann uns verrückt machen. Die beiden folgenden Witze können schon mal nachdenklich machen:

Was ist Werbung? – Werbung ist der Versuch, uns Geld aus der Tasche zu ziehen, das wir nicht haben, damit wir Dinge kaufen, die wir nicht brauchen, um Menschen zu imponieren, die wir nicht mögen.

Ein weiser Rat: Wer fleißig ist wie eine Biene, kräftig wie ein Stier, arbeitsam wie ein Pferd und abends müde wie ein Hund, der sollte mal zum Tierarzt gehen, denn vielleicht ist er ein Kamel!

Für die Entfaltung der höchste Kunst, der *Lebenskunst*, bedürfen wir der kultivierten Kindlichkeit ebenso wie des Erwachsenseins. Deshalb möchte ich für die *Pflege und Entfaltung der Kindlichkeit* einige Anregungen geben. Dafür sind Kinder und unser *inneres Kind* – der *Clown in uns* – die besten Animateure und Lehrer.

Denn wir gestreßten Erwachsenen können immer wieder neu damit beginnen, von den kleinen, lustigen und listigen Lebenskünstlern und Erdkrustenbewohnern zu lernen: von ihrer unbekümmerten Heiterkeit und Lebensfreude; von ihrer hingebungsvollen Aufmerksamkeit; von ihrer lebhaften Phantasie; von ihrer Hingabe an das Spiel des Lebens – hier und jetzt.

Denn *Kinder,* die noch Kinder sein können, *haben viel Witz* – und sie stellen so manches witzlose Wissen und Verhalten gründlich in Frage. Wir Erwachsenen stellen uns zu selten die Frage, was das alles für 'nen Witz hat, was wir gedankenlos einfach mitmachen, tun und denken. Kinder fordern uns heraus – aus all den Gefängnissen der Selbstverständlichkeiten.

Hat dieser clevere Junge nicht recht? *Sagt der Vater wütend zum Zehnjährigen: „Als ich so alt war wie du, habe ich wie ein Irrsinniger gebüffelt und gebüffelt und gebüffelt!" – „Okay, Papa", sagt der Kleine, „und wann bist du zur Vernunft gekommen?"*

Deshalb möchte ich Sie, liebe Leserin, lieber Leser, zu einigen *Wanderungen in köstliche und erfrischende Seelenlandschaften* einladen, die mit dem Wesen und der Entfaltung der Kindlichkeit zu tun haben: mit Lebensfreude und Lachen, mit Spiel, Sprachspielen und Kreativität, mit Kinderwitz und Humor – und mit Erziehen durch Lachen und Freude. Also mit dem, wofür die Purzelbäume stehen.

Fünf Wanderungen

Für unsere Wanderungen in die Welt der Purzelbäume möchte ich Ihnen eine kleine Wanderkarte anbieten.

Im ersten Teil, *Rettet die Purzelbäume*, gebe ich einen Einblick in die vielen heiteren und belebenden Aspekte der Kindlichkeit. Auch tierisch ernste Herrschaften und die gefährliche *Macht des Man* nehme ich kurz unter die Lupe. Dort finden sich auch viele köstliche Kinderwitze, die ihre Geburt den Problemen mit den Erwachsenen und dem listigen Witz der Kinder verdanken. Denn Kinderwitz ist Ausdruck von List, Lebenslust und Lebenskunst.

Im zweiten Teil werde ich das *Wunder der Sprache* und des Spracherwerbs kurz beleuchten und köstliche Anregungen für *Sprachspiele* aufgreifen. Es werden Einsichten der modernen Hirnforschung, geniale Sprachspiele des Sprachakrobaten Karl Valentin und eine philosophische Annäherungen an die Sprache mit Ludwig Wittgenstein dargestellt.

Dann folgen anregende Einblicke in Sprachbastelbücher. Diese können helfen, den Sinn für die wunderbare Welt der Sprache zu schärfen und durch köstliche Sprachspiele den kreativen Umgang mit ihr zu fördern. Dadurch kann man der wachsenden Sprachverödung und Sprachzerstörung entgegenwirken.

Der dritte Teil unserer Wanderung führt uns in das heitere *Land des Lachens und Lächelns*. Denn Lachen mit und ohne Grund ist erheiternd und gesund! Lachen ist ein geheimnisvolles, elementares und spitzbübisches Phänomen, das die Mütter entdeckt haben – durch das Kitzeln von Babies. Und alle *kitzlichen Sachen* löst man am besten mit Lachen, also mit Humor, List und Witz.

Wir werden die heilsame, entspannende, erheiternde und konfliktlösende Wirkung des Lachens kurz betrachten. Es folgen Einblicke in die Welt des Lachyoga aber auch in die weithin lachfeindliche abendländische Philosophie und in die lebenslustfeindliche Theologie der christlichen Kirchen.

Aber wir begegnen auch unter den Philosophen und Theologen heiteren Vertretern einer fröhlichen Wissenschaft, die das Lachen als göttliche Gabe dankbar gepflegt haben. Und das Volk hat sich das Lachen durch alle möglichen Machthaberer und Führer niemals austreiben lassen.

Die vierte Wanderung führt uns dann in die weite *Welt des Spielens*, der Basis aller Kultur, Kreativität und Lebensfreude. Spielen ist die wichtigste Sache der Welt. Das wissen die Kinder – und die moderne Hirnforschung bestätigt es voll und ganz.

Im Spiel entfalten sich Sinnlichkeit und Geistigkeit, vereinen und versöhnen sich Natur und Kultur. Und der geniale Kulturwissenschaftler Joan Huizinga hat das Spiel als Basis aller Kulturphänomene anschaulich beschrieben. Jegliche menschliche Kultur setzt *Fair Play* voraus und fördert es. Aber tierischer Ernst bedroht unsere Kultur in jeder Hinsicht. Dies werde ich in wesentlichen Zügen darstellen.

Es folgt im fünften Kapitel eine Wanderung durch den *blühenden Garten des Kinderhumors* mit Marion Bönsch-Kauke. Diese kreative Humorforscherin hat die vielfältigen Humorinteraktionen von Schulkindern und deren Bedeutung für die emotionale und soziale Entwicklung ausführlich und alltagsnah untersucht und beschrieben.

Kinderhumor erweist sich demnach als wichtigstes Vitamin der Lebenskunst, als Medium der Lebensfreude, als Motor und Ausdruck von Konfliktfähigkeit und psychosozialer Kompetenz.

Humor bringt Heiterkeit in den grauen Schulalltag, fördert die Gruppenzugehörigkeit und Selbstentfaltung und hilft bei der Bewältigung aller inneren und äußeren Konflikte. Die Autorin bezeichnet ihn als *Muß für lebenswertes Zusammenleben.*

Und die letzte Wanderung führt uns in die ebenso heitere wie anstrengende Welt des *Erziehens mit Freude, Lachen und Humor – trotz aller Zores.* Dabei spielen das Lachen und das *Prinzip Ermutigung* eine tragende Rolle, damit die Lebensfreude, die Freude an Purzelbäumen, ein Leben lang nicht vergeht.

Ich berichte zuerst aus einem Interview, das ich mit der neunfachen (!) Mutter Anna Wahlgren gemacht habe. Sie betrachtet Lachen, Humor und Freude als die wichtigsten Erziehungsmittel. Einige ihrer Thesen seien kurz erwähnt: Kinder sind unsere Entwicklungshelfer! Viel Lachen ist die beste und wichtigste Medizin – bei allen Krisen und Konflikten! Lachen ist Lebensfreude! Die Eltern ermutigt sie zu mehr Selbstvertrauen und die Kinder zur Bewahrung von Rückgrat und Lebenslust.

Weiter betrachten wir das wichtigste pädagogische und therapeutische Prinzip, das der Individualpsychologe Alfred Adler eingeführt hat: das *Prinzip Ermutigung.* Wir werfen auch einen Blick auf die Grundlagen der pädagogisch enorm wertvollen Psychologie dieses kreativen Mitarbeiters von Sigmund Freud.

Steve Biddulph, dessen Überlegungen an Alfred Adlers Prinzip Ermutigung erinnern, setzt sich engagiert für das Aufwachsen glücklicher Kinder und konfliktfähiger Eltern ein. Sein Konzept heißt: Erziehen mit Freude, Herz, Hirn und Rückgrat. Vor allem macht er für die Vermeidung negativer Programmierungen sensibel. Die erste Pflicht der Eltern sieht er darin, daß sie mit sich selbst und mit Kindern humorvoll und aufmerksam umgehen lernen. Und er verschreibt ihnen sieben Vitamine zur Pflege der eigenen Kindlichkeit und Lebensfreude.

Ein Purzelbaum – ins Leben rein!

Eine köstliche und ermutigende Purzelbaumszene möchte ich noch erzählen. Der geniale Arzt und Psychoanalytiker Michael Balint berichtet aus der Psychoanalyse mit einer fast 30jährigen Frau. Diese Patientin konnte ihr Studium nicht abschließen, war sehr gehemmt und hatte große Beziehungs- und Entscheidungsprobleme.

Nach zwei Jahren Psychoanalyse sagte Balint eines Tages zu ihr, er habe den Eindruck, daß sie immer *den Kopf oben und die Füße fest auf dem Erdboden halten müsse*. Da fiel der Patientin ein, daß sie es in Kindertagen nicht geschafft hatte, einen Purzelbaum zu machen. Oft habe sie das versucht, aber es gelang ihr nie. Das war für sie sehr beschämend. Sie wurde deshalb oft ausgelacht.

Darauf sagte Balint zu ihr: *Na, und jetzt?* Da erhob sich die Frau von der Couch und machte auf dem Teppich einen gelungenen Purzelbaum. Die *Ermutigung* durch den kreativen Analytiker und die *Freude*, die Hemmung überwunden zu haben, führten zu einer erfreulichen Veränderung ihres Lebens.

Anregung ist alles!
Ermunterung ist wichtiger als Lehre!
Goethe

Geschätzte Leserin, geschätzter Leser, ich hoffe, daß ich Sie durch meine unsystematischen Ausführungen ermutigen und ermuntern kann, der Kindlichkeit mehr Aufmerksamkeit, Raum und Zeit zu geben. Lachen,

Heiterkeit, Spielfreude, Phantasie, Witz und Humor der Kinder sind wunderbare Phänomene. Sie beleben Leib, Seele, Geist und Gemeinschaft und schützen vor Streß und Erstarrung. Von besonderer Köstlichkeit ist die List, die Kinder aus Lebenslust entfalten. Was sie sich dabei einfallen lassen, sind wichtige Beiträge zur höchsten Kunst, zur Lebenskunst.

Denn Kinder, die noch Kinder sein dürfen, erleben und äußern alle ihre Gefühle sehr intensiv, sei es Lebenslust, Freude und Vergnügen oder Angst und Wut, Schmerz und Entsetzen. Kinder können noch herzzerreißend lachen und weinen. Werden diese Gefühle zu sehr verdrängt und unterdrückt, gehen Lebenslust, Lebendigkeit und Charme verloren. Und sie fragen – und fragen Löcher in uns. Hoffentlich wird ihnen der Mund nicht gestopft! Kinder können und wollen uns dazu verführen, dem verbreiteten tierischen Ernst frech und unbekümmert ins Gesicht zu lachen. Sie helfen uns, die göttliche Gabe des Lachens dankbar zu pflegen.

Die beiden *Säulen der Lebenskunst* sind *Kindlichkeit und Erwachsensein*. Deren Entfaltung und Kultur hilft uns, den Wirklichkeitssinn und den Möglichkeitssinn zu kultivieren und das Leben gut und soweit möglich selbstbestimmt zu gestalten. Dazu bedürfen wir einer Kultur unserer Sprache und unserer Gefühle, einer Kultur aller unserer Beziehungen. Psychische Gesundheit kann auch als Konfliktfähigkeit bezeichnet werden. Und dafür bedürfen wir des Witzes, der List und des Humors.

Wir wünschen uns alle, daß unser Leben glückt. Dazu bedarf es des rechten Umgangs mit Lust und Frust. Doch: *Glück ist ein Wort aus der Kinderwelt*, sagte einst Sigmund Freud. Deshalb ist die Entfaltung der Kindlichkeit lebenswichtig.

1. Rettet die Purzelbäume!

Kindlichkeit und Kinderwitz – Ausdruck von List, Lebenslust und Lebenskunst

Die folgenden Gedanken verstehe ich als Einstimmung auf die Phänomene, die in diesem Purzelbäumebuch beleuchtet werden. Es handelt sich um eine Ouvertüre, in der die Themen meiner kleinen Komposition kurz anklingen. Was macht das Wesentliche der Kindlichkeit aus und was können wir von Kindern lernen? Davon wird die Rede sein. Und: Warum ist die Kultur der Kindlichkeit ein Elixier der Lebenskunst?

Die Heiterkeit und Lebensfreude der Kinder helfen uns Erwachsenen, die eigene Kindlichkeit nicht verkümmern zu lassen. Kinder sind vom *himmlischen Eros* beseelt. Sie erkunden fasziniert und mit offenen, hellwachen Sinnen, mit viel Witz, Lust und List ihre neue Welt. Und das kommt oft auch in der Textsorte *Kinderwitze* köstlich zum Ausdruck.

Die ursprüngliche christliche Weltanschauung lehrt Ehrfurcht vor den Kindern und nicht vor den Herrschaften, die eher tierischen Ernst verbreiten. Das werde ich kurz an der heiteren und sehr menschlichen Spiritualität des Franz von Assisi erläutern.

Der Witz der Kinder, ihre kreative List und Lebenslust und ihr Mut zum Fragen und Hinterfragen stellen viele Selbstverständlichkeiten und Wahrnehmungsweisen unseres Alltagslebens radikal in Frage. Sie verschreiben uns in mehrfacher Hinsicht eine Entwöhnungskur! Deshalb werfen wir einen Blick auf die Blütenpracht kindlicher List und Phantasie, wie sie sich in Kinderwitzen über die bekannten Erziehungsprobleme äußern.

Von Kindern lernen und die Kindlichkeit pflegen!

Wahrlich, ich sage euch: Wenn ihr nicht umkehrt, euren Sinn ändert und wieder werdet wie Kinder, könnt ihr nicht in die Himmel gelangen. (Mt. 18, 5)

Dieses psychologisch tiefsinnige Bibelwort ist von grundlegender Bedeutung für den Prozeß des Menschwerdens und die Überwindung von tierischem Ernst und anderen Formen der Erstarrung und Verblödung. Ausdrücklich werden zwei elementare Voraussetzungen angesprochen: Erwachsensein und Kindlichkeit sollen in Balance sein. Erwachsensein meint Eigenschaften wie Realitätssinn, Frustrationstoleranz und die Fähigkeit, persönliche und soziale Verantwortung für das Leben zu übernehmen.

Der Physiker Marco Wehr, der begeistert mit Kindern philosophiert, sagt das so: *Wir müssen wie die Kinder lernen, um auf einer höheren Ebene wieder wie Kinder zu werden.* Denn in unserer dominanten Art zu leben ist die Entfaltung der Kindlichkeit sehr bedroht. Aufgeschlossenheit, Sympathie, Neugier, Toleranz, Heiterkeit, Lebensfreude, Kreativität und die Freude an den Spielen des Lebens – und die für diese Einstellungen grundlegende Phantasie – sind gefährdet, im tierischen Ernst und anstrengenden Alltagstrott zu verkümmern.

Die engagierte Schriftstellerin und Theologin Dorothee Sölle hat dazu Wegweisendes gesagt:

Im Interesse des Glücks ist von jener Tugend, die bei Glücklichen gedeiht, zu sprechen: der Phantasie

... Es ist ein ethisches System denkbar, in dem sich alle Tugenden auf Phantasie gründen, die Mutter der Tugenden von morgen ... Ich nenne einige dieser neuen Tugenden: die Toleranz und der Humor, der gerechte Zorn und die Einfühlung, die Initiative und die Beharrlichkeit einer produktiven Vorstellungskraft.

Früher wurde der Gehorsam als Vater aller Tugenden bezeichnet. Auch heute meinen noch viele Erwachsene, daß Gehorsam die wichtigste Eigenschaft von Kindern sein müsse. Doch Phantasie ist noch viel wichtiger. Und Kinder haben eine blühende Phantasie und viel Einfühlungsvermögen. Die Pflege und Entfaltung der Phantasie hat viel mit unserer Kindlichkeit zu tun.

Denn Kinder sind mit wachen und offenen Sinnen unterwegs: sie fühlen und spüren, sie sehen und hören, sie empfinden und spielen hingebungsvoll. Kinder können noch ganz Auge, ganz Ohr, ganz Bewegung und beschwingt sein. Sie spielen mit allem und jedem, sie fragen und hinterfragen alles. Sie nehmen nichts einfach hin, solange sie Kind sein können und mit ihren offenen Sinnen auch noch den Mund aufmachen dürfen und nicht – wörtlich verstanden – entmündigt werden! Ausdrücke wie *Halt den Mund!* oder: *Frag nicht so blöd!* sind uns leider allen sattsam bekannt.

Lena beschwert sich: „Eltern sind komische und verrückte Wesen! Erst bringen sie einem das Reden bei, und wenn man es gut kann, sagen sie dauernd: ‚Halt den Mund!'"

Wie anders ist dagegen die Botschaft dieses köstlichen Witzes, der von einem armen sibirischen Juden handelt:

„Papa, wie heißt der höchste Berg der Welt?" fragt der aufgeweckte kleine Schmulik. – „Weiß ich nicht."

– Zwei Minuten später: „Papa, wie heißt der König von Italien?" – „Weiß ich nicht", erwidert der Vater und kratzt sich am Kopf. –„Papa, wieso kocht das Wasser bei hundert Grad?" – „Verflixt noch mal", sagt der Vater, „das weiß ich auch nicht!" – Es vergehen einige Minuten, in denen keiner etwas sagt. Dann schaut der Vater seinen Sohn an und sagt mit einem gutmütigen Lächeln: „Frag nur, frag, mein Sohn! Sonst lernst du ja nie was dazu!"

Kinder wehren sich gegen die *Heiligsprechung der berühmten drei Affen: Nichts hören! Nichts sehen! Nichts sagen!* Sie sind aufgeschlossen und noch nicht verschlossen und vertrottelt. Dieses Schimpfwort kommt vom Dahintrotten ohne Achtsamkeit nach innen und außen, ohne Aufmerksamkeit, ohne verändernde Neugier, ohne erotische Beziehung zum Leben, zur Natur und zu den Mitmenschen.

Sigmund Freud hat sich angesichts der vielen fertigen, lustlosen, desinteressierten und frustrierten Erwachsenen gefragt, was da passieren muß, damit aus lustigen, lachenden, bewegten, phantasievollen und begeisterten Kindern solche Frustbomben werden können!

Der Schulrat prüft die Klasse und ist sehr unzufrieden. Zum Schluß fragt er nach einem Sprichwort. Da meldet sich Klaus und sagt: „Ein Narr fragt mehr, als zehn Weise wissen können!"

Kinder haben noch viel Witz

Im Kindlichen ist der *himmlische Eros* (Sigmund Freud) voll Lust, Liebe, Vernunft und Begeisterung unterwegs, die geheimnisvolle Welt zu erkunden. Was oft nicht bedacht wird: Vernunft kommt von *vernehmen*, mit allen Sinnen aufnehmen – und prüfen, was der Fall ist. Deshalb spricht man von *pädagogischem Eros*, wenn Lehrer mit Lust, Liebe und Interesse unterrichten. Oder von *wissenschaftlichem Eros*, wenn Forscher mit Begeisterung an der Lösung von Problemen arbeiten. Denn das Wort vernünftig wird meistens völlig falsch verstanden und verwendet! Die Aufforderung *Sei doch vernünftig!* bedeutet meistens: *Passe dich brav und fraglos der üblichen Sichtweise und dem normierten Verhalten an!*

Doch die kindliche Wahrnehmung und Erfahrung von Wirklichkeit führt zu kreativen, originellen, listigen und lustigen Auffassungen von Dingen und Menschen. Das Kind spielt unbefangen und sinnennah mit allem, was es vorfindet: mit Worten und Gedanken, mit Klängen und Anklängen, mit Dingen, Normen und Verhaltensweisen. Es ist noch nicht in Gewohnheiten festgefahren – in Wahrnehmungs-, Auffassungs-, Denk-, Fühl- und Bewertungsgewohnheiten.

Auf alles werfen Kinder ihren offenen und neugierigen Blick. Sie bringen dadurch Köstliches zum Vorschein, indem sie die Oberfläche der Gewohnheit und die oberflächliche Auffassung durchbrechen. Freud wußte es: *Worte sind ein plastisches Material, mit dem sich allerlei anfangen läßt.* Kinder fassen Worte und Ausdrucksweisen ganz wörtlich und sinnennah auf.

Sehen wir uns einige köstliche Produkte kindlicher Sprachauffassung an:

Zwei kleine Mädchen schleichen viel zu spät nach Hause. Sagt die eine: „Jetzt wird meine Mutter wieder kochen vor Wut!“ – Meint die Freundin erstaunt: „Du hast es gut! Ich krieg so spät nie was Warmes zu essen!“

Der kleine Franzi hat sehr strenge Eltern. Von beiden wird er immer wieder verdroschen. Als sie den Urlaub am Bauernhof planen, weigert er sich tränenreich und energisch mitzufahren, weil es dort Dreschmaschinen gibt!

Die Erstklässlerin Susi liest langsam die Zeitung. Plötzlich fragt sie erstaunt ihre Mutter: „Ist denn der liebe Gott krank?" – „Wieso denn das?" fragt die Mutter überrascht. – Sagt Susi aufgeregt: „Hier steht geschrieben: ‚Der liebe Gott hat den Gemeindearzt Dr. Schulze zu sich gerufen!'"

Kinder haben noch Witz, sie sind nicht „uz den wizzen gekommen". Das heißt nämlich althochdeutsch den Verstand und die Besinnung verlieren! Witz heißt ja ursprünglich Verstand, Klugheit, Weisheit und Wissen. Wissenschaft heißt mittelhochdeutsch „wizzenschaft". Weiter sind Kinder die geborenen Philosophen, Wissenschafter und Empiriker. Sie überprüfen alles Mögliche. Das kann auch mal zu Peinlichkeiten führen:

Tante Elsa ist bei Familie Fischer zu Besuch. Würdevoll sitzt sie im Wohnzimmer. Die Mutter und die vierjährige Betty sind noch in der Küche beschäftigt. Plötzlich läuft Betty ins Wohnzimmer zur Tante und schleckt ihr Kleid ab. Nochmals kostet sie das Kleid und sagt dann: „Das Kleid ist wirklich geschmacklos!"

Die vierjährige Hilde strahlt ihre Tante an und sagt: „Schön, daß du gekommen bist, Tante Lena! Heute früh hat Vati gesagt: ‚Tante Lena fehlt uns gerade noch!'"

Sigmund Freud hat in seinem genialen Buch *Der Witz und seine Beziehung zum Unbewußten* nachgewiesen, daß Witze aus dem kindlichen Spiel und der kindlichen Lebenslust und Lebensfreude entstehen.

Wir Menschen sind *unermüdliche Lustsucher*. Ein Witz entsteht dadurch, daß ein Gedanke kurz ins Unbewußte baden geht, also in das *Kindesalter der Vernunft eintaucht* und dadurch die häufige Gedankenlosigkeit und Oberflächlichkeit der Erwachsenensprache entlarvt.

Freud hat es so gesagt: *Das Denken wird für einen Moment auf die kindliche Stufe zurückversetzt, um so der kindlichen Lustquelle wieder habhaft zu werden.* Durch ungewöhnliche Auffassungsweisen entstehen überraschende und oft witzige neue Wort- und Gedankenverbindungen:

Ein älteres unverheiratetes Kindermädchen erzählt ihrem kleinen Zögling: „Stell dir vor, Franzi, wie ich gestern spät abends von dir weggehe, steht beim Haus ein verdächtig aussehender junger Mann. Oh, wie ich gelaufen bin!" – Da fragt Franzi neugierig: „Na und – hast du ihn auch erwischt?" Laufen ist eben nicht eindeutig. Es kann fortlaufen oder nachlaufen bedeuten – und wird hier vielleicht boshaft-listig interpretiert.

Hans fragt seinen Freund Hubert: „Wie geht es deinem Vater?" – „Ach, gestern hat er wieder einen Schlaganfall gehabt!" – Da sagt Hans besorgt: „Das ist doch nicht dein Ernst!" – „Doch, sogar einen ganz heftigen! Sieh dir bloß mal die blauen Flecken auf meinem Hintern an!"

Aber nicht nur Schlaganfall birgt eine gewisse Zweideutigkeit in sich. Der folgende Witz lebt von einem Gleichklang:

Werner ist der Witzbold der zweiten Klasse. Er geht mit seinen Freunden an einer Würstelbude vorbei. – „Heiße Würstchen! Heiße Würstchen!" ruft der Verkäufer. – Werner verbeugt sich höflich und sagt: „Angenehm! Heiße Meier!"

Auch unter einer Fahne kann man sich Unterschiedliches vorstellen:

Erdkunde. Der Lehrer fragt Klaus: „Kennst du die Fahnen einiger anderer Völker?" – „Na klar! Der Schotte riecht nach Whisky, der Russe nach Wodka, der Italiener nach Rotwein und der Bayer nach Bier!"

Dem *inneren Kind* Spiel-Raum geben

Zum Glück – im doppelten Sinn verstanden! – hat auch jeder erwachsene Mensch, mehr oder weniger entfaltet oder unterdrückt, ein Wesen in sich, das sich gegen verdummendes Fertigmachen sträubt. Ein Wesen, das uns hilft, offen und lebendig zu bleiben beziehungsweise wieder zu werden, immer wieder, immer wieder neu.

Das ist unser inneres Kind, unsere Kindlichkeit, die nicht resigniert, die uns ihre Weisheit, Lebenslust und Aufmüpfigkeit zulächelt. Diese Kindlichkeit ist mit dem Clown verwandt, der sich ungewöhnlich komisch aufführt, der auch dann nicht aufgibt, wenn etwas immer wieder schiefgeht. Denn der Clown ist ein Stehaufmännlein, das sich trotz allem nicht entmutigen läßt.

Lassen Sie sich diesen köstlichen Witz auf der Zunge zergehen. Er entwaffnet listig einen verkorksten Lehrer:

Der siebenjährige David ist im Unterricht eingeschlafen. Der Lehrer sieht das, geht zornig zum Dreikäsehoch und gibt ihm einen kräftigen Stoß. Dann fragt er verärgert: „Was bist du?" – Sagt David: „Ich bin ein aufgeweckter Schüler!"

Auch dieser zeigt einen sehr listigen Kerl, der sich nicht einschüchtern läßt. Wie viele gute Kinderwitze lebt er vom Wörtlichnehmen gewohnter Phrasen:

Der achtjährige Max kommt mit dem Zeugnis nach Hause und zeigt es dem Vater. Der guckt es verärgert an und sagt dann sehr ernst und böse: „Dieses Zeugnis läßt aber viel zu wünschen übrig!" – „Prima, Papa!" sag Max strahlend: „Ich wünsche mir neue Fußballschuhe!"

Erich Kästner war ein Anwalt dieser Kindlichkeit. In seiner ebenso geistreichen wie humorvollen *Ansprache zum Schulbeginn* hat er treffende Worte gefunden, die ich nochmals zitieren werde:

Früchtchen seid ihr, und Spalierobst müßt ihr werden! Aufgeweckt wart ihr bis heute, und einwecken wird man euch ab morgen ... Vom Baum des Lebens in die Konservenfabrik der Zivilisation ... Laßt euch die Kindheit nicht austreiben! Schaut, die meisten Menschen legen ihre Kindheit ab wie einen alten Hut ... Nur wer erwachsen wird und Kind bleibt, ist ein Mensch!

Heute wird das Spielerische oft entwertet. In Ausdrucksweisen wie *das ist doch bloß eine Spielerei!* oder *spiel doch nicht blöd herum!* kommt diese Verachtung zum Ausdruck. Dagegen steht die Einsicht gescheiter Leute wie Schiller und Nietzsche, die das Spielen enorm hoch geschätzt haben:

Reife des Mannes (und der Frau, A. K.): das heißt den Ernst wieder gefunden zu haben, den man als Kind hatte, beim Spiel. So sagte es Friedrich Nietzsche. Und sein älterer Vornamenskollege Schiller brachte die gleiche Einsicht ebenfalls zur Sprache: *Der Mensch spielt nur, wo er in voller Bedeutung des Wortes Mensch ist, und er ist nur da ganz Mensch, wo er spielt.*

Der folgende Irrenwitz entlarvt den ganz normalen Wahnsinn von altgierigen und fertigen Erwachsenen, die sich und andere fertigmachen und mit verblödeten Sinnes- und Besinnungsorganen auf eingefahrenen Gleisen dahintrotten. Es ist zwar für uns alle mehr oder weniger schwer, eingefahrene Gleise und Gewohnheiten zu verlassen, aber Kinder sind noch neugierig:

Zwei Irre flüchten aus der Anstalt und laufen auf den Eisenbahnschienen entlang. Da sieht der eine kurz nach hinten und sagt: „Hinter uns kommt ein Zug!“ – „Dann müssen wir das Gepäck wegwerfen und schneller laufen!“ – Also geschieht es. – Der eine blickt nochmals nach hinten und sagt: „Der Zug ist schon ganz knapp hinter uns!“ – Sagt der andere: „Wenn jetzt nicht sofort eine Weiche kommt, sind wir verloren!“

Dagegen zeigt die folgende Szene ein listiges und lustiges Kind, das sich den eingefahrenen Gleisen auf seine Weise nicht fügt:

Ein Berliner Junge fährt mit seinem Roller munter auf den Straßenbahnschienen. Da kommt von hinten eine Straßenbahn und muß bremsen. Der Junge läßt sich nicht stören und rollert flott und munter weiter. Die Straßenbahn muß fast stehenbleiben. Der Schaffner schreit wütend raus: „He Kleiner, kannst du nicht von den Schienen runter?“ – Da ruft der Kleine zurück: „Ich schon, aber du nicht!“

Vermutlich hat er David geheißen.

Die gefährliche Macht des Man und den *tierischen Ernst* überlisten!

Wenn wir Erdenbürger den mütterlichen Swimmingpool verlassen, kommen wie unfertig auf die Welt – und dann werden wir meistens fertiggemacht! Wir erblicken das Licht der Welt, das häufig von selbsternannten Herrschaften verdunkelt wird. *Man* versucht also, uns mehr oder weniger systematisch fertigzumachen. *Man* versucht, meistens viel zu erfolgreich, Menschen aus uns zu machen, die *mit den blöden Maulwurfsaugen der Selbstsucht* (Immanuel Kant) die Dinge des Lebens betrachten.

An der Katholisch-Theologischen Fakultät der Universität Tübingen lehrte einst der sprachgewaltige Bibelwissenschaftler Friedolin Stier. Wie so manche seiner Priesterkollegen hatte er eine junge Freundin. Diese verunglückte tödlich. Friedolin Stier nahm das fünf Jahre alte gemeinsame Kind selbstverständlich zu sich. Sofort kam ein vom Bischof beauftragter Prälat zu ihm und teilte ihm mit, daß er das Kind in ein Heim weggeben müsse, ansonsten dürfe er nicht mehr an der Katholisch-Theologischen Fakultät lehren!

Er entschied sich selbstverständlich für das Kind und bekam Lehrverbot. Da er ein begeisterter und begeisternder Lehrer und Forscher war, litt er unter diesem Unrecht sehr. In seinem Testament legte er fest, daß er verkehrt herum in den Sarg gelegt werden wolle, damit die feigen Fakultätskollegen seinen Arsch lecken können! In seinem geistreichen und melancholischen Buch *Vielleicht ist irgendwo Tag* hat er die gefährliche Macht des *Man* unübertrefflich beschrieben:

Den Menschen verknechtende, seinem Selbst entfremdende Macht: Man ist ihr Name. Man denkt so … Man spricht so … Man tut so … Man kleidet sich so … Man benimmt sich so … Man lebt so … Man ist so … Wer ist Man? … Ich schreibe Man groß. Denn Man ist eine Großmacht. Überall krieg ich 's mit Man zu tun, alle Tag' macht Man mir zu schaffen. Man ist in mir, Man ist um mich herum, ich lebe im Man.

Und er machte eine sein Selbstbild erschütternde Erkenntnis: *Ich erschrak, als ich eines Tages entdeckte, daß ich bin, wie Man ist. Die Augen sind mir aufgegangen. Ich weiß seitdem, was mit mir los ist: Man hält mich gefangen, Man ist mein Kerker. Ich hasse Man! ... Man arbeitet leise, Menschen formend nach seinem Bild ... Man-Menschen laufen mit Buckeln herum, ihre Augen sind blöd, ihre Ohren doof ... Ich weiß nur, daß Man über Jesus keine Macht hatte.*

Denn diese *Herrschaft des Man* fördert tierischen Ernst, macht uns oft genug witzlos, humorlos, leblos und fade! Die Macht des *Man* erwürgt das Kind in uns, macht es schwer, alle Sinne für das vielfältige und geheimnisvolle Spiel des Lebens offenzuhalten! So wird in der Schule häufig das Interesse an der geheimnisvollen Welt nicht nur nicht geweckt, sondern eingeschläfert.

Der geistreiche Schriftsteller Egon Friedell klagt diese einseitige Ernsthaftigkeit bitter an:

Das schlimmste Vorurteil, das wir aus unserer Jugendzeit mitnehmen, ist die Idee vom Ernst des Lebens. Daran ist die Schule schuld. Die Kinder haben nämlich den ganz richtigen Instinkt: sie wissen, daß das Leben nicht ernst ist, und behandeln es als ein Spiel und einen lustigen Zeitvertreib. Aber dann kommt der Lehrer und sagt: „Ihr müßt ernst sein. Das Leben ist es auch."

Es ist schon so. Wir neigen allzusehr dazu, uns selbst und das Leben tierisch ernst, nicht humorvoll ernst zu nehmen – nach dem Motto: *Ich gehe vor die Hunde – gehst du mit?*

Der folgende Witz bringt diese gefährliche Resignation zum Ausdruck, ein bloßes Hinnehmen der Man-Herrschaft: *Zwei kleine Schweinchen unterhal-*

ten sich. Da sagt das eine nachdenklich: „Was wird denn in Zukunft aus uns werden?" – Meint das andere: „Ach, das ist doch Wurst!"

Der dagegen ist köstlich! Er weist darauf hin, wie wichtig List, Überlisten und spielerische Rollendistanz für die Kunst, das eigene Leben gut zu gestalten, sind:

Die Seehundmutter sagt besorgt zu ihrem Kind: „Ich habe lange über deine Zukunft nachgedacht! Du hast nur zwei Möglichkeiten: Entweder du lernst jonglieren, oder du wirst ein Pelzmantel!"

Christliche Welt-Anschauung: den Blick nach oben *umbrechen!*

Das ursprüngliche christliche Menschenbild ist e-norm – im doppelten Wortsinn. Es bricht Normen auf und ist enorm herausfordernd und befreiend. Denn es stellt die herrschende Wertordnung oft auf den Kopf. Die gefährlichsten Weltanschauungen werden nämlich von denen entworfen, die die Welt und die Menschen nicht wirklich *anschauen*, weil sie so sehr mit sich selber und ihrer Machtsicherung beschäftigt sind.

Es ist leider so, daß arme Narren in psychiatrische Anstalten gesteckt werden, während unheimlich gefährliche Wahnkranke, nämlich Allmachtwahnkranke, an den Schalthebeln der Weltmacht herumsitzen und unser Leben und unsere Lebendigkeit bedrohen.

Der Schriftsteller und Theologe Adolf Holl hat die christliche Umkehr des Blicks in seinem köstlichen Buch *Mystik für Anfänger* genial beschrieben:

Der bewundernde Blick in die Höhe, zu den Geistesriesen, Kapazitäten, Pyramiden, Domspitzen, Wolkenkratzern usw. muß „umgebrochen" werden. Die-

ser Ausdruck stammt von Ernst Bloch, und ich darf die entsprechende Stelle (aus dem „Prinzip Hoffnung") zitieren: „Zu einem Kind, das im Stalle geboren, wird gebetet. Näher, niedriger, heimlicher kann kein Blick in die Höhe umgebrochen werden."

Denn die Bewegungsrichtung der christlichen Frohbotschaft und Achtsamkeit geht nach unten. Deshalb sagt Holl weiter:

Das ist ungewöhnlich, denn: Vom zartesten Kindesalter an gibt es in unserem Leben die belehrenden Zeigefinger. Sie weisen auf allerlei Bedeutendes, Großartiges, Gewaltiges. Sie wollen in uns Respekt, Ehrfurcht, Bewunderung erzeugen, in jedem einzelnen Fachgebiet, von der Religion bis zur Mathematik. Nach acht oder zwölf Schuljahren ist dann die Kategorie der Bedeutsamkeit fest verankert: Ein Millionär ist bedeutender als ein Altersrentner. Ein Fußballstar wichtiger als ein Postbote. Eine Schlagersängerin faszinierender als eine Friseuse.

Da fällt mir eine witzige feministische Phantasie über die Geburt Jesu ein: *Maria gebar eben ihr göttliches Kind. Josef nimmt es auf den Arm, guckt es genau an und ruft entzückt aus: „O Gott, a Mäderl!"*

Die christlich-abendländische Geschichte wäre völlig anders verlaufen! Nur Frauen dürften dann Priesterinnen und Päpstinnen werden! In der Kirche dürften dann auch nur die Frauen ihre Stimme erheben!

Glück ist ein Wort aus der Kinderwelt

Wir alle wünschen uns, daß das Leben glückt. Das ist aber nur durch das Zusammenspiel von kultivierter Kindlichkeit und Erwachsensein möglich. Ein besonders sympathischer Heiliger, nämlich Franz von Assisi, hat dieses Kunststück als Ideal angesehen und gelebt. Er hat das Weihnachtsfest als Fest der Menschwerdung Gottes, also der „*Kind*lichkeit" und nicht der „*Herr*lichkeit" Gottes eingeführt. Das Gottesbild des kleinen Franz macht nicht angst, sondern fördert Freude. Vor dem göttlichen Baby in der Krippe braucht man keine Angst zu haben, wohl aber Ehrfurcht.

Franz von Assisi lebte eine Spiritualität der Kindlichkeit, ohne jeden patriarchalen Größenwahn. Die Kindlichkeit des Mensch gewordenen Gottes wird gefeiert und verehrt. Die Umkehr des *Blicks nach oben* ist dabei das Wesentliche. Heute ist dagegen Weihnachten weithin zum Hoch-Fest der Kapitalismusreligion und ihres heiligen Konsumismus geworden. Ein witziger Zeitgenosse hat diese Festtage als *alcoholidays* bezeichnet.

Horchen wir auf die Worte des kleinen Franz, der zwar sehr streng mit sich umging, aber die Natur und die Menschen liebte und manchen kirchlichen und weltlichen Herrschaften freundlich, aber energisch die Leviten gelesen hat:

Gott wollt mich als Einfaltspinsel haben ... Ich, euer kleiner Bruder Franz ... Schaut euch die Lerchen an! Unscheinbar und fröhlich suchen sie am Wegesrand ihre Körner. Sie fliegen zum Himmel empor und singen dabei. Ihr Gewand hat die Farbe der Erde, und mit ihrer kleinen Kapuze am Kopf gleichen sie uns, den minderen Brüdern. Sind wir nicht dazu da, wie fahrende Sänger den Menschen Freude zu machen?

Franz von Assisi und seine Brüder verstanden sich als *Spielmänner Gottes, die den Menschen die Heiterkeit des Herzens bringen sollen.*

Und also sprach Sigmund Freud: *Glück ist ein Wort aus der Kinderwelt. Geld macht nicht glücklich!*

Daß Geld auch beruhigen kann, ist keine Frage. Aber alles Glück hat mit dem Kindlichen zu tun: mit Phantasie und Sinn für die Spiele des Lebens; mit der Freude über die kleinen Dinge des Lebens, begleitet von großer Dankbarkeit; mit der Hingabe an den Augenblick und mit dem Sinn für das Ungewöhnliche im Alltag, immer wieder neu.

Nur wer erwachsen wird und Kind bleibt, ist ein Mensch! Diese weise Einsicht in das Wesen des Menschen stammt, wie schon erwähnt, von Erich Kästner. Aber die Unterwerfung unter die Herrschaft des *Man* macht es schwer, Mensch zu werden und zu bleiben! Da muß man nämlich viele neurotische Hemmungen, *Kulturheuchelei* (Sigmund Freud), verlogene Ideologien und verabsolutierte Normen überlisten und überwinden.

Man kann dann auch mit Rollen spielen und muß nicht bloß im Korsett von Rollen eingeengt leben, denken, fühlen, werten und handeln. Und Kinder sowie unsere eigene Kindlichkeit können uns mit ihrem Lebenswitz und mit ihren unbefangenen Fragen sehr viel helfen!

Motto: *Laß dich aus der Rolle fallen, damit du aus der Falle rollst!*

Von der List und Lust des Witzes der Kinder lernen!

Man kann sehr einfühlsam sein in jemanden anderen und zugleich auch in sich selber, oder? Der kleine Martin kann es perfekt: *Der dreijährige Martin geht mit seinem Papa spazieren. Als sie bei einem Eisgeschäft vorbeikommen, fragt er: „Papi, möchtest du nicht ein Eis haben?" – „Nein, jetzt nicht!" – „Na gut. Aber jetzt fragst du mich!"*

Kinder glauben häufig, daß sie fast alles tun dürfen, wenn sie mal erwachsen sind. Das ist einer der Gründe dafür, daß sie sich darauf freuen, groß und erwachsen zu sein:

Es regnet in Strömen. Vater und Sohn laufen nach Hause. Plötzlich bleibt der kleine Lars vor einer herrlichen Pfütze stehen und sagt: „Vati, warum patscht du denn nicht mal richtig da durch? Dir kann das doch keiner verbieten!“

Es ist ja schön, wenn die kleinen Kerle ihre Lehrerin sehr gerne haben. Aber es ist nicht immer einfach, so wie auch später in vergleichbaren Situationen des Verliebtseins:

Erste Klasse Volksschule. Martin hat sich in seine kesse Lehrerin verliebt. Als sich diese über sein Heft beugt, guckt ihr Martin interessiert in den Ausschnitt. Als die Lehrerin das merkt, faucht sie ihn böse an: „Du wirst gleich eine kriegen!“ – Martin grinst und sagt. „Und wer kriegt die zweite?“

Besonders gern habe ich listige Witze. Das Wort *listig* springt mir in die Augen, und ich werfe einen Blick in die Geschichte der Sprache. Es ist sehr aufschlußreich, die alten Schichten der Sprache zu betrachten, weil sich dort vitale Lebenserfahrungen und praktisches Lebenswissen abgelagert haben, die heute oft verlorengegangen sind.

Was bedeutet eigentlich listig? Das Wort List stammt vom germanischen „lis“ ab und bedeutet wissen! Und das ebenso alte Wort „listi“ hat die Bedeutung flink, gewandt. Die ursprüngliche Bedeutung von List äußert sich etwa im Wort Kriegslist. Im täglichen Lebenskampf ist es nämlich ganz richtig und wichtig, listig zu sein, zu wissen, wie man schwierige Verhältnisse clever behandelt.

Das kann Eltern und andere Erwachsene ebenso betreffen wie den eigenen inneren Schweinehund. Man kann lernen, sie beide zu überlisten. Ob diese List okay ist oder nicht, ist manchmal Ansichtssache! Darüber kann man trefflich streiten.

Der kleine Florian erzählt seinem Freund im Kindergarten: „Ich war schon sehr früh sehr klug. Schon mit zwölf Monaten konnte ich laufen!" – „Das nennst du klug?" sagt Robert: „Ich habe mich noch mit zwei Jahren tragen lassen!"

Außerdem sind die Worte *List und Lust* verwandt. Denn die Grundbedeutung von Lust ist Ausgelassenheit, also das Gegenteil von eingesperrt, beschränkt sein – da steckt das Wort Schrank drinnen –, und man steckt selber drinnen, wenn man nicht listig ist! Mit List wird oft lustig Ballast und Belastung abgeschüttelt – und man kann sich auch noch kurz vor Lachen ausschütten.

Meistens sind Kinder Objekte der Erziehung, weil die Erwachsenen häufig unter die Rubrik schwererziehbar oder hoffnungslose Fälle fallen. Im Kinderwitz werden schwierige, ängstliche, perfektionistische, erstarrte, überforderte, schwache und unerträgliche Eltern, Lehrer und andere Erwachsene kräftig auf die Schaufel genommen, mal sehr aggressiv, mal verständnisvoll und manchmal fast liebenswürdig. Etwa so:

Der kleine Tobias fragt seine Lehrerin: „Kann man für etwas bestraft werden, das man nicht gemacht hat" – „Aber nein, natürlich nicht", versichert die Lehrerin. – Tobias seufzt erleichtert: „Ich habe meine Hausaufgabe nicht gemacht!"

Aber auch Witze, die oft unter *Kindermund* laufen, enthalten sehr originelle Weisen der Wahrnehmung und können die Lachmuskeln zwischen Großhirn und

Bauch mächtig in Schwingungen versetzen. Wenn man sich der Lachlust *voll und ganz* hingeben kann, gibt 's schon mal einen Bauchmuskelkater! Anders als Erwachsene müssen Kinder aber nicht *voll sein* – also betrunken – damit sie sich diese Hingabe voll und ganz leisten können. Das ist ja das Schöne am herzhaften Lachen der Kinder.

Fragt der Onkel die fünfjährige Susi: „Wie hat dir denn der Besuch im Tiergarten gefallen?" – „Das war ganz toll, Onkel Fritz! Da laufen ja alle Schimpfwörter lebendig herum!"

Klein Hanna entdeckt an den Schläfen ihres Vaters die ersten grauen Haare. Da sagt sie entsetzt: „Papi! Du fängst ja schon zu schimmeln an!"

Fragt der Lehrer im Rechenunterricht: „Dieter, wenn ich fünf Äpfel in der einen Hand und fünf in der anderen Hand habe, was hab ich dann?" – „Unheimlich große Hände, Herr Lehrer!"

Es gibt eine geniale These von Albert Einstein: *Phantasie ist wichtiger als Wissen, denn Wissen ist beschränkt!*

Schade, daß viele Wissenschafter und Wissensvermittler diese Beschränktheit nicht wahrnehmen! Doch den Kindern bleibt nichts verborgen! Sie glauben nicht fraglos und haben oft mehr Gespür für Anstand als blindgläubige Erwachsene.

Die folgende Szene aus meinem Freundeskreis ist einfach köstlich. Der fünfjährige Winfried liefert nicht nur ein Beispiel für das, seinem Alter entsprechende magische Denken sondern vor allem für den unter Erwachsenen immer seltener zu findenden Sinn für menschliche Würde:

Winfried besucht einen katholischen Kindergarten, obwohl seine Eltern evangelisch sind. Eines Tages kommt er erbost heim und sagt: „Du Mama, heute hat uns die Tante erzählt, daß Gott alles sieht. Das gefällt mir gar nicht!" – Er geht zielstrebig in das Kinderzimmer und dreht die Ikone über seinem Bett um! Dann sagt Winfried energisch: „So, jetzt kann er in die Wand schauen!"

Sehen wir uns noch einige typische *Forderungen des Man* an und wie sie im Kinderwitz oft geradezu genial überlistet werden. Bert Brecht, der viel Sinn für die *Verfremdung* hatte, hätte bei den folgenden kindlichen Kreationen viel Spaß gehabt. Brecht hat typische Verhaltensregeln für Kinder aufgelistet und als Gedicht veröffentlicht. Kann man autoritäre Erziehung besser beschreiben, als es durch dieses kurze Gedicht geschieht?

Was ein Kind gesagt bekommt:
Der liebe Gott sieht alles.
Man spart für den Fall des Falles.
Die werden nichts, die nichts taugen.
Schmökern ist schlecht für die Augen.
Kohlentragen stärkt die Glieder.
Die schöne Kinderzeit, die kommt nie wieder.
Man lacht nicht über ein Gebrechen.
Du sollst Erwachsenen nicht widersprechen.
Man greift nicht zuerst in die Schüssel bei Tisch.
Sonntagsspaziergang macht frisch.
Zum Alter ist man ehrerbötig.
Süßigkeiten sind für den Körper nicht nötig.
Kartoffeln sind gesund.
Ein Kind hält den Mund.

Kinder fördern durch ihre List unseren Sinn für Witz und Kreativität!

Im Kinderwitz werden wichtige *Man-Vorschriften* und ihre Träger, besonders Eltern und Lehrer, aber auch andere Erwachsene, köstlich überlistet und auf die Schaufel genommen. Häufig geht es darum, sich nicht einschüchtern und entmutigen zu lassen und die Erwartungen und Forderungen in einen ungewöhnlichen Bezugsrahmen zu stellen. Letzteres wird in der systemischen Psychotherapie als Technik des *refraiming* zur heilsamen Distanzierung von destruktiven Wahrnehmungs- und Beziehungsmustern angewandt.

Tom kommt mit seinem Zeugnis nach Hause. Die Mutter ist entsetzt: „Was soll ich zu diesem miserablen Zeugnis sagen?“ – Meint Tom beruhigend: „Ach Mama! Sag einfach das, was du sonst auch immer sagst: ‚Hauptsache man ist gesund!‘“

Es kann sehr clever sein, die Flucht nach vorne anzutreten und vor einem möglichen Angriff auszuweichen:

Der Vater betrachtet kopfschüttelnd die Mathematikarbeit seines Sohnes: „Was hast du dir eigentlich dabei gedacht, daß du dich mit so einer miserablen Note überhaupt noch nach Hause traust?“ – Sagt der Kleine: „Dem Mutigen gehört die Welt, Vati!“

Sagt der Vater zur Susi: „Bitte, sag niemandem, wie viel Taschengeld ich dir gebe!“ – „Keine Sorge, Papi! Ich schäme mich deshalb genauso wie du!“

Eine Information, die unangenehme Folgen hat, kann man auch indirekt zum Ausdruck bringen. Das kann durchaus nützlich sein:

Der halbwüchsige Sohn stürzt ins Wohnzimmer und sagt zum Vater: „Du, Papa, soll ich dir von meiner ersten Fahrt mit deinem Auto erzählen – oder willst du 's lieber morgen in der Zeitung lesen?“

In vielen Kinderwitzen geht es um die Spannung zwischen Selbstbehauptung und Anpassung an die Wünsche anderer. Beides ist lebenswichtig – ein Leben lang! Denn in der bloßen Anpassung an das, was *Man* tut, denkt und sagt, verbindet sich eine devote, unterwürfige Haltung von unten mit der despotischen Haltung von oben. Das führt dazu, daß es nur noch *Obertanen* und *Untertanen* gibt. Aber Kinder, die noch Kinder sein dürfen, nehmen das nicht fraglos hin! Und vernünftige Erwachsene, also eine Minderheit, finden eine solche Weltanschauung auch widerlich.

Im Faschismus wurde diese totale Anpassung an die von oben geforderte Ideologie und Weltanschauung als Ideal angesehen: *Führer befiel! Wir gehorchen!* Aber auch der ganz gewöhnlichen bürgerlichen Erziehung ist diese Gesinnung nicht so fremd, wie der Psychoanalytiker Horst Eberhard Richter immer wieder betont! Und der neoliberale Kapitalismus verschärft diese Einstellung mit seinen asozialen Tendenzen und seiner überzogenen Leistungs- und Konkurrenzorientierung.

Der revolutionäre junge Martin Luther hat dieses Problem genial auf den Punkt gebracht: *Es gibt zwei Kardinalsünden. Die eine ist, daß die Mächtigen ihre Macht mißbrauchen. Die andere besteht darin, daß das Volk sich das gefallen läßt!*

Als Volk muß man sich dann meistens etwas Listiges einfallen lassen. In den folgenden Witzen ist mehr Weisheit verborgen als in einem dicken Lehrbuch der katholischen Dogmatik:

Zwei Pfarrer im Gespräch: „Wo ist Gott?" – „Gott ist überall, nur nicht in Rom. Dort sitzt nämlich sein Stellvertreter!"

Religionsunterricht. „Liebe Kinder", fragt der Religionslehrer, „was müßt ihr tun, damit euch Gott eure Sünden vergibt?" – Da sagt Anna im Brustton der Überzeugung: „Sündigen, Herr Lehrer!"

Und jetzt wird der strenge Appell an das Über-Ich listig auf die Schaufel genommen. Sowohl der Pfarrer als auch die Jungen benützen Gott zur Legitimation ihrer gegensätzlichen Wünsche. Die Kinder machen das aber viel klüger und listig:

Im Garten des Pfarrers gibt es herrliche Weintrauben. Drei Buben klettern über den Zaun und genießen die köstlichen Früchte. Als der Pfarrer bemerkt, daß seine Trauben immer weniger werden, wird er wütend und stellt ein Warnschild hin mit der Aufschrift: „Gott sieht alles!" – Am nächsten Tag steht darunter geschrieben: „Aber er verrät uns nicht!"

Übrigens: Eine Psychoanalytikerin, Jeanne Van den Brouck, hat vor Jahren ein gescheites Buch, nämlich ein *Handbuch für Kinder mit schwierigen Eltern* geschrieben. Ein solches Buch zum Thema schwierige Lehrer, schwierige Zeitgenossen wäre noch zu schreiben, oder?

Vor kurzem erschien ein köstliches und rotzfreches Buch, verfaßt von Robert I. Sutton, Universitätsprofessor für Wirtschaftswissenschaften an der weltberühmten Stanford University (!), mit dem treffenden Titel: *Der Arschloch-Faktor. Vom geschickten Umgang mit Aufschneidern, Intriganten und Despoten im Unternehmen!* Da geht 's also um schwierige Erwachsene und die Kunst, sie zu überlisten. Doch zurück zu den listigen Kindern:

Deutschunterricht in Hamburg. Klaus liest ein selbst verfaßtes Gedicht vor: „Der Fischer wollte angeln einen Barsch – das Wasser stand ihm bis zum Knie ..." – Fragt der Lehrer verwundert: „Und wo reimt sich das?" – Sagt Max schmunzelnd: „Sie müssen warten, bis die Flut kommt!"

Die Mutter schimpft den kleinen Martin: „Du bist wirklich zu nichts zu gebrauchen!“ – Da widerspricht der Kleine energisch: „Das stimmt nicht! In der Schule diene ich immer als abschreckendes Beispiel!“

Wie Kinder listig mit den *Man-Forderungen* umgehen können.

Die Anforderungen, die mit den Man-Forderungen in der Erziehung verbunden sind, erweisen sich als praktisch unerfüllbar. Jedes Kind muß da seinen eigenen Weg finden – und jeder Erwachsene auch. Clevere Kinder entwickeln oft geniale Strategien der Konfliktbewältigung, wenn Anforderungen unnötig streng, übertrieben oder einfach falsch und unerfüllbar sind. Anforderungen kann man entsprechen, man kann sie uminterpretieren, in Frage stellen, ad absurdum führen oder man kann ausweichen – und noch so manches andere.

Jetzt möchte ich Sie, liebe Leserin, liebe Leser, dazu einladen, langsam über einen Kinderwitzteppich zu schreiten und die Blütenpracht kindlicher Phantasie und List mit Schmunzeln und Lachen zu genießen. Es geht dabei immer um Konflikte und alltägliche Probleme, die mehr oder weniger listig und lustig in Angriff genommen werden. Geben sie dabei ganz bewußt ihrer Phantasie, ihrem bildlichen Vorstellungsvermögen, viel Raum! Meditieren Sie sich durch die einzelnen Witze und verweilen Sie bei den Sprachbildern.

Wir wissen schon: *Witzlandschaften sind immer Problemlandschaften*. Denn in jedem Witz ist ein Problem verborgen, das ungewöhnlich oder in unerlaubter Weise zum Ausdruck kommt. Wichtige Bereiche der kindlichen Lebenswelt werden jetzt mit Witzen bepflanzt. Angesichts von Problemen kann sich die List der Kinder bewähren. Und mit Witz kann man diese oft sehr mühsamen Aufgaben auch leichter bewältigen. Das gilt für Kinder ebenso wie für Eltern, Lehrer und alle anderen Erwachsenen.

Eines ist sonnenklar: Tierischer Ernst im Umgang mit den Erwartungen der Gesellschaft und anderer Menschen, oder perfektionistische Forderungen an sich selber machen unglücklich und oft auch krank. Viktor Frankl hat das sehr gescheit gesagt:

Am vernünftigsten ist es, nicht allzu vernünftig zu sein!

Das ist eine Grundfrage der größten aller Künste, der Lebenskunst. Ohne List geht da gar nichts. Manche dieser listigen kindlichen Verhaltens- und Interpretationsweisen können auch als freche Äußerungen aufgefaßt werden. Das Wort *frech* hat aber mehrere Facetten, die auch im jiddischen Wort *Chuzpe* anklingen, nämlich: mutig, übermütig, kindlich naiv oder unverschämt sein. Das althochdeutsche Wort „vrech" bedeutet vor allem mutig, tapfer, keck, lebhaft und gierig, aber auch übermütig und unverschämt. Seit dem 19. Jh. überwiegt die negative Bedeutung von frech: unverschämt, ungehörig, ungezogen sein.

Erziehen ist ein unmöglicher Job.

Die Mutter schimpft ihr Töchterchen: „Rita, wenn du weiterhin so ungezogen bist, dann bekommst du eines Tages ganz unartige Kinder!" – Da sagt die kleine Rita schmunzelnd: „Mama, jetzt hast du dich aber verraten!"

Erziehen ist ein schwieriger Job. Sigmund Freud hat das Erziehen und das Regieren einmal als *unmögliche Berufe* bezeichnet. Aber da gibt es kein Entkommen. Die Väter halten sich da oft zu sehr raus und schimpfen dann die alleingelassenen Mütter. Das kann schon mal extreme Ausmaße annehmen:

Mitten in der Abendsendung gibt die Bildröhre zischend ihren Geist auf. Die Mutter knipst das Licht an. Der Vater sieht sich um und sagt zum Sohn: „Junge, bist du groß geworden!"

Das Wichtigste beim Erziehen ist eigentlich das Wachsenlassen, eine Atmosphäre der Freiheit, Geborgenheit – und die Selbsterziehung der Eltern:

Antwortet ein kleiner Junge auf die Frage einer freundlichen älteren Dame: „Zieht dich deine Mutter groß?" – Sagt der Kleine: „Nein, meine Mutti zieht mich nicht groß! Ich wachse von alleine!"

Der kleine Andi wollte mit dem Spielen nicht aufhören. Da mahnt ihn die Großmutter: „Andi, du weißt doch, daß Rotkäppchen vom Wolf gefressen wurde, als es nicht folgsam war!" – Da sagt Andi: „Aber die Großmutter hat er auch gefressen!"

Große Strenge tut nicht gut. Verwöhnen auch nicht!

Das Schlimmste, was einem Kind passieren kann, sind zu große Verwöhnung oder aber Verwahrlosung. In beiden Fällen wird auf unterschiedliche Weise die Entfaltung des Selbstwertgefühls und der Selbständigkeit gestört. Die Erfahrung von Geborgenheit und Sicherheit ist ebenso wichtig wie die Ermutigung und Herausforderung zu selbständigem Tun und Lassen.

Frau Müller sitzt weinend im Sessel. Ihr Mann kommt ins Zimmer und fragt: „Was ist los? Warum weinst du?" – „Egon, ich glaube, wir sind zu streng mit Fritzchen! Als ich ihn gestern im Kaufhaus verloren hatte, wurde er nach seinem Rufnamen gefragt. Und er hat gesagt: ‚Fritzchen, laß das!'"

„Horch, dein Vater ruft dich!“ sagt Felix zu seinem kleinen Spielgefährten. – „Hab 's gehört!“ sagt Fritz cool: „Wahrscheinlich kommt er schon wieder mit meinen Schulaufgaben nicht zurecht!“

Folgsam und gehorsam sein

Für manche Erwachsenen ist Gehorsam auch heute noch das oberste Gebot. Früher war das selbstverständlich. Im Katholischen Katechismus ist sinngemäß zu lesen: Ein Gotteskind gehorcht immer gerne, geschwind und selbstverständlich blind.

Spielen, spielen und noch mal spielen, das ist für Kinder das Wichtigste – und so soll es auch sein. Aber schließlich gibt es noch andere Aufgaben und Verpflichtungen. Da muß man schon mal listig sein, damit es etwas länger lustig bleibt. Es ist so schwer, seine schönen Spiele zu unterbrechen:

Zwei Brüder spielen begeistert Fußball. Plötzlich sagt der ältere: Wir sollten schon seit einer Stunde daheim sein! Da gibt 's sicher eine kräftige Strafe!“ – „Aber nein“, sagt der Kleine: „Wir spielen noch eine Stunde. Dann bekommen wir von Mami einen Kuß, weil uns nichts passiert ist!“

Die Jungs spielen begeistert. Der Vater ruft genervt: „Verdammt, mein Junge! Jetzt rufe ich schon mindestens zehnmal nach dir, und du hörst nicht! Was soll denn bloß aus dir werden?“ – „Kellner, Vati!“

Die Wahrheit sagen und nicht lügen!

Das ist eine komische Sache: Mit der Wahrheit wird am meisten gelogen! Nichts ist anfälliger für Lug und Trug als die sogenannte Wahrheit. Das ist eine elementare philosophische und gesellschaftspolitische Frage. In den letzten Jahren sind darüber einige Bücher erschienen. Die oft beschworene Sozialisation verlangt von uns, richtig Lügen zu lernen und weniger den fairen Umgang mit Fakten und Tatsachen. Das erfährt jedes Kind schon in sehr jungen Jahren.

Ludwig Wittgenstein bezeichnet Lügen als *ein Sprachspiel, das gelernt sein will, wie jedes andere auch*. Und Claudia Mayer beurteilt das Lügen in ihrem Buch *Lob der Lüge* so:

Lügen gehören zum Leben und zum Menschsein, sie sind Evolutionsmotor, Überlebensstrategie und eine Art soziales Schmiermittel; man kann mit ihnen viel Gutes bewirken. Anders ausgedrückt: Lügen hält unsere Welt zusammen.

Auf diese Widersprüche werden Kinder etwa ab dem 3. oder 4. Lebensjahr faktisch meistens gut vorbereitet:

Der Vater hält seinem Fünfjährigen eine strenge Moralpredigt: „Merke dir ein für allemal, ich will nie mehr eine Lüge von dir hören! Lügen tun nur blöde Feiglinge!" – „Ja, Papi", sagt Klaus kleinlaut. – Kurz darauf läutet das Telefon. Da sagt der Vater zu Klaus: „Geh mal hin und heb ab. Wenn es jemand für mich ist, dann sag, daß ich nicht daheim bin!"

Oder: *Der Vater sagt zu seinem Fünfjährigen. „Hör zu, mein Sohn! Ich habe noch nie im Leben gelogen! Kannst du das auch von dir behaupten?" – „Klar, Papi! Bloß das grundehrliche Gesicht dabei, das krieg ich noch nicht so hin!"*

Die Kontrolle von Verdauungsgeräuschen ist sehr wichtig!

Verdauungsgeräusche, seien sie nun oraler oder gar analer Natur, sind zwar sehr gesund. Aber in unserer Zivilisation sind sie ungehörig – man soll sie also keineswegs hören – oder gar riechen können. Man rülpst und pfurzt heute nicht mehr so ungeniert wie noch zu Beginn der Neuzeit! Damals sagte der große Reformator Martin Luther: *Warum rülpset und pfurzet ihr nicht? Hat es euch nicht geschmecket?*

Der kleine Erich kennt sich schon gut aus in der Verdauungschemie: *Der Lehrer fragt Erich in der Physikstunde: „Erkläre mir den Unterschied zwischen Physik und Chemie!" – Erich druckst erst herum, dann kann er einen Rülpser nicht unterdrücken. Der Lehrer ist empört und gibt ihm eine Ohrfeige. – „Sehen Sie, Herr Lehrer", sagt Erich, „das erste war ein chemischer Vorgang und das zweite war Ihre physikalische Reaktion darauf!"*

In der ersten Klasse erklärt der Lehrer, daß es nicht schön sei, wen man sich selbst lobt. Deshalb gibt es das Sprichwort: Selbstlob stinkt! – Kurze Zeit später ruft Fritz plötzlich: „Bitte, Herr Lehrer, der Markus lobt sich gerade selber!"

Der kleine Max geht mit seinem Vater zum Fußballmatch. Nach einiger Zeit rutscht Max unruhig auf dem Sitz hin und her. Da sagt der Vater: „Kannst du denn nicht mal ruhig auf dem Hintern sitzen?" – „Er ist eingeschlafen!" sagt Max. – Meint der Vater: „Das dachte ich mir schon. Ich habe ihn nämlich schon zweimal schnarchen gehört!"

Gerne in die Schule gehen und brav lernen!

Die Schule mit all ihren Freuden und Leiden bleibt niemandem erspart. Sie ist ja nicht nur mit schwierigen Aufgaben verbunden, sondern auch mit viel Spaß. Insofern ist die Schule wie das Leben überhaupt: mühsam und anstrengend einerseits, lustig, spannend und bereichernd anderseits. Lust und Frust gehören nun mal zu den Ingredienzien unseres Erdendaseins.

Vor der Schule wird ein großes Schild aufgestellt: „Autofahrer! Nehmt Rücksicht auf die Kinder!" – Am nächsten Tag klebt darunter ein großer Zettel: „Wartet auf die Lehrer!"

Manche Schulen sind sicher viel besser als ihr Ruf. Und manche Lehrende sind von pädagogischem Eros beseelt: sie lieben die Kinder und sie lieben ihr Fachgebiet. Manche sind auch stinklangweilig, überfordert und verbohrt. Aber mit solchen Menschen muß man auch zurechtkommen lernen. So ist das mal.

Deutschstunde: „Wenn einer sagt ‚das Lernen macht mir Freude', welcher Fall ist das?" – Meint Klaus: „Das ist ein seltener Fall, Herr Lehrer!"

Der Drittklässler schimpft lautstark über die Schule. Da fragt ihn der Vater: „Klaus, wie stellst du dir denn die ideale Schule vor?" – „Ganz einfach: geschlossen!"

Manchmal kann es schon grauenhaft sein: *Erdkundeunterricht. Fragt der Lehrer: „Was versteht man unter Morgengrauen?" – Sagt Albert: „Das ist das Grauen, wenn man am Morgen zur Schule gehen muß!"*

Natürlich gibt es auch viel Erfreuliches im Schulalltag: *Bei einem Psychiater klingelt das Telefon. Eine Kinderstimme ertönt: „Herr Doktor, können Sie mir helfen? Die Schule macht mir Spaß!"*

Wunschdenken ist die Ursache für manches Mißverständnis: *Fritz kommt heim und sagt strahlend zur Mutter: „Morgen haben wir keine Schule, weil unser Lehrer verreist!" – „Was, wohin fährt er denn?" – „Keine Ahnung! Er hat nur gesagt: ‚Schluß für heute! Morgen fahre ich fort!'"*

Die Tante fragt Fritz: „Gehst du gerne zur Schule?" – „Doch ja. Ich gehe gerne hin und ich gehe sehr gerne wieder zurück. Nur die Zeit dazwischen gefällt mir gar nicht!"

Brav lernen ist eine komische Sache. Wenn das Interesse durch anregende Lehrer geweckt wird, ist das Lernen meistens kein Problem. Unterrichten ist ganz wesentlich Beziehungsarbeit – besonders bei kleineren Kindern. Aber wenn Lehrer weder zu den Kindern noch zu den Inhalten des Unterrichts eine gute Beziehung haben, wird 's langweilig. Außerdem sollen die Noten nicht überschätzt werden. Dabeisein ist wichtiger als siegen – wie bei den alten Olympischen Spielen.

Sagt der Lehrer zum kleinen Franzi: „Sag mal Franzi, gibt 's denn bei dir gar nichts, was schnell geht?"– „Doch , Herr Lehrer! Ich werde sehr schnell müde!"

Wissensdurst und Bildungshunger

Der Wissensdurst ist bei Kindern an sich sehr groß, aber der schulische Bildungshunger wird durch schlechte Kost meistens schon sehr früh verdorben. Doch es gibt immer auch Lehrende, die das Wissensgut fein gewürzt und bekömmlich servieren. Wenn den Kindern das Fragen vergällt wird, nimmt natürlich der Wissensdurst ab. Und manche Erwachsenen werden von den Fragen der Kinder schlicht überfordert. Das kann besonders erheiternd sein:

Der achtjährige Max macht seine Schulaufgabe. „Papa, wo liegen denn die Bahamas?" – „Keine Ahnung! Frag doch Mutti, die räumt immer alles weg!"

Klaus fragt seinen Vater: „Papi, was ist denn ein Vakuum?" – Der Vater denkt kurz nach und sagt dann: „Ich hab 's im Kopf. Aber im Moment kann ich es dir nicht erklären!"

Elternsprechstunde: Sagt der Lehrer zur Mutter des aufgeweckten Heinz: „Ihr Kind hat einen ausgeprägten Wissensdurst! Woher kommt denn das?" – Meint die Mutter: „Na ja, den Durst hat er von seinem Vater und das Wissen hat er von mir!"

Nicht Streiten und Schimpfen

Fair Streiten lernen und kräftig Schimpfen können, das ist ebenso wichtig wie sich wieder versöhnen und Konflikte offen und direkt austragen zu lernen. Schimpfen ist genauso wichtig wie Komplimente machen oder Lob und Anerkennung geben. Mit Witz und Humor gewürzt, ist es viel leichter, die Rivalitäten, Kränkungen und Verletzungen zu bewältigen, die nun mal zum alltäglichen Lebenskampf gehören. Aber in unseren Breiten gibt es große Defizite im Umgang mit Konflikten. Und eine gute Streitkultur ist eher selten zu finden. Das nimmt der folgende Witz aufs Korn:

„Mutti!" sagt der kleine Christian, nachdem er im Fernsehen begeistert einen Boxkampf miterlebt hat, „von denen können Papi und du noch etwas lernen! Die geben sich 's nämlich auch ordentlich! Aber nachher geben sie sich immer die Hand!"

Der Vater ruft empört: „Heidi! Woher hast du denn diesen schlimmen Ausdruck?" – „Aber der ist doch von Goethe!" – „Ich verbiete dir den Umgang mit diesem Flegel!"

„Welches ist das nützlichste Haustier?" – „Das Rindvieh! Man kann von ihm alles verwerten: Milch, Fleisch, Fell, Knochen, Hörner – und den Namen!"

Fragt die Mutter entsetzt den kleinen Robert: „Hast du dem Papagei diese schrecklichen Schimpf-

wörter beigebracht"–„Aber ganz im Gegenteil! Ich habe ihm gesagt, was man nicht sagen darf!"

Dieser da ist schon sehr stark: *Die Nachbarin steht empört vor der Türe: „Ihr Sohn hat ‚alte Kuh' zu mir gesagt!" – „Das tut mir leid, entschuldigen Sie, Frau Berger! Wie oft habe ich meinem Jungen schon erklärt, daß man keinen Menschen nach seinem Äußeren beurteilen darf!"*

Man soll nicht schlagen!

Eltern werden heute angehalten, ihre Kinder nicht zu schlagen. Das ist einerseits ein großer Fortschritt, anderseits nicht unter allen Umständen durchführbar. Außerdem kann *psychisches Schlagen* viel mehr verletzen als eine kurze Zeit außer Kontrolle gekommene Hand. Was vor allem vermieden werden soll, sind massive Entwertungen und Demütigungen, die das Selbstwertgefühl in den Keller jagen.

Fragt Fritz seinen besten Freund: „Was hast du denn da für einen großen braunen Fleck?" – „Das ist ein Muttermal." – „Und der große blaue Fleck?"– „Das ist ein Vatermal!"

Am Elternsprechtag sagt die Lehrerin zum Vater von Sepp: „Ihr Sohn ist der schwächste Schüler in der Klasse!" – Da antwortet der Vater empört: „Vor drei Wochen haben sie aber behauptet, er verprügelt alle!"

Es ist sehr schwer, die aufsteigende Wut unter Kontrolle zu bringen. Manchmal kann Ablenkung helfen. Aber auch das kann schiefgehen: *Der achtjährige Klaus kommt mit einem blauen Auge nach Hause. Die Mutter ist entsetzt: „Du hast ja schon wieder gerauft! Ich habe dir doch gesagt, du sollst bis hundert zählen, bevor du zuschlägst, wenn dich jemand ärgert!" – „Das hab ich auch gemacht! Aber die Mut-*

ter von dem anderen hat gesagt, er soll bis fünfzig zählen!"

Auf die rechte Weise strafen

Klar, daß so manches Verhalten auch unangenehme Folgen haben muß. Aber auch beim Strafen gibt es Fairneßregeln, die von Erwachsenen oft nicht eingehalten werden. Wer sich für unfaires Verhalten entschuldigen kann, gewinnt an Autorität – das wissen manche Erwachsenen noch immer nicht. Und dann tun sich auch Kinder schwer mit dem Entschuldigen.

„Na, Kurt, warst du heute auch artig in der Schule?" fragt die Mutter. – „Klar! Was kann man schon anstellen, wenn man den ganzen Vormittag in einer Ecke stehen muß!"

Wütend stürmt Claudia auf die Lehrerin los und sagt verärgert: „Ich finde auch nicht alles richtig, was Sie machen! Aber deswegen renne ich nicht gleich zu ihren Eltern!"

Dieser jüdische Witz ist ganz besonders listig: *Zwei kleine Schulkinder schimpfen über den mühsamen Unterricht. Da sagt der eine: „Laufen wir doch weg!" – „Das hat keinen Sinn! Unsere Väter würden uns einfangen und mächtig verprügeln!" – „Dann schlagen wir eben zurück!" – „Bist du verrückt! Den Vater schlagen! Hast du das vierte Gebot schon vergessen? Du sollst Vater und Mutter ehren!" – „Na schön", sagt der andere: „Dann schlägst du eben meinen Vater, und ich schlage deinen!"*

Sauberkeit und Hygiene

In unseren Breiten wird Hygiene oft übertrieben, und die Kinder müssen darunter immer wieder leiden.

Aber sie machen das auch auf clevere Weise immer wieder zum Thema.

Die Mutter schimpft mit ihrem völlig verdreckten Sohn: „Weißt du eigentlich, was ein Ferkel ist?" – „Ja, Mutti, das Kind von einer Sau!"

Oliver soll zur Oma in die Ferien fahren. „Hast du auch deinen Waschlappen eingepackt?" fragt ihn die Mutter. – „Waschlappen?" sagt Oliver erstaunt, „ich denke, ich fahre in die Ferien!"

Was man mit einem Auto manchmal macht, ist natürlich keinem Fußgänger erlaubt. Der kleine Roland spielt Auto und macht darauf aufmerksam: *Familienspaziergang am Sonntag. Der Opa schimpft: „Aber, Roland! Bist du verrückt! Du darfst doch die Leute auf der Straße nicht mit Schmutz bewerfen!" – Meint der Kleine: „Muß ich warten, bis ich ein Auto habe?"*

Brav essen ist ein schwieriges Thema

Da haben die Eltern so ihre Vorstellungen. Essen wird oft zu einem Konfliktthema. Zu viel ist nicht gut, zu wenig auch nicht. Und die Vorstellungen darüber, was gesund ist und schmeckt, gehen oft weit auseinander. Auch Väter können davon betroffen sein:

Stöhnt der leidgeprüfte Vater: „Als Kind mußte ich essen, was meine Eltern mochten. Heute muß ich essen, was meine Kinder mögen!"

Wenn die Bewegungslust der Kleinen zu sehr eingeschränkt wird, kann es auch dazu führen:

Das Leben wird immer schwerer – ich auch!

Der früher übliche Satz: *Was auf den Teller kommt, wird aufgegessen!* sollte eigentlich längst aus dem Verkehr gezogen worden sein. Aber so ist es wohl nicht:
Die Mutter schimpft beim Mittagessen: „Was meinst du, was mit kleinen Mädchen geschieht, die ihren Tel-

ler nicht leeressen wollen?" – Da sagt die Kleine cool: „Die bleiben schlank, werden Mannequin und verdienen viel Geld!"

Es ist zwar verständlich, aber nicht ungefährlich, wenn das Essen zu viel Raum einnimmt:

Claudia hat einen neuen Plattenspieler bekommen. Sie will ihn ihrer besten Freundin vorführen und fragt sie: „Was ist deine Lieblingsplatte?" – Marias Augen leuchten: „Eine Wurstplatte!"

Bei Geschmackssachen darf man unterschiedlicher Meinung sein, oder? *Zwei Drittklässler, Horst und Olaf, sitzen in der Gastwirtschaft und lesen die Speisekarte. Meint Horst: „Ochsenzunge esse ich nicht! Was andere im Mund gehabt haben, pfui!" – Da sagt Olaf grinsend: „Dann bestell dir doch eine Eierspeise!"*

Die Sache mit dem Naschen ist ein Dauerbrenner: *Thomas ist allein zu Hause und geht lustlos durch die Wohnung. Da entdeckt er die Keksdose, öffnet sie und sieht einen Zettel: „Iß die Kekse bitte nicht auf!" – Da huscht ein Grinsen über sein Gesicht. – Als die Mutter abends nach Hause kommt, steht auf dem Zettel: „Welche Kekse?"*

Schlafengehen kann sehr schwerfallen

Die kleine Sabine ist schon sehr clever – und die genervte Mutter wird sicherlich nach der ganzen Geschichte auch lachen müssen: *Die Mutter hat die vierjährige Sabine endlich ins Bett gebracht und sagt verärgert: „So, jetzt wird geschlafen!" – Nach fünf Minuten ruft die Kleine: „Mami! Ich habe Durst!" – Wütend bringt die Mutter ein Glas Wasser und sagt: „Wenn du noch einmal ‚Mami' rufst, gibt 's Prügel!" – Kurze Zeit ist es still. Dann sagt die Kleine:*

„Frau Berger, kann ich noch etwas zum Trinken haben?“

Vorlesen vor dem Schlafengehen ist grundsätzlich eine tolle Sache: *Die Oma sitzt am Bettchen des Enkels und liest begeistert ein Märchen vor. Nach einer Viertelstunde unterbricht sie der Kleine und sagt: „Du, Oma, lies bitte leiser! Ich möchte schlafen!“*

Dieser Witz stellt ein aktuelles Problem als böse Karikatur dar: *Der fünfjährige Moritz hat Geburtstag. Der Postbote bringt ihm ein Päckchen von Tante Hanni. Darin ist ein Buch. Als er es ausgepackt hat, fragt Moritz erstaunt: „Mami, was ist denn das?“ – „Das nennt man ein Buch“, erklärt ihm die Mutter, „daraus werden Filme gemacht fürs Fernsehen!“*

Lachen – und nicht alles mitmachen!

Keine Frage: Man muß schon sehr viel mitmachen im Leben. *Lust und Frust* begleiten uns lebenslänglich. Aber alles muß man nicht mitmachen, was uns der Zeitgeist nahelegt und was *Man* von uns verlangt. Viktor Frankl hat einen weisen Rat gegeben, den ich in den Therapien gerne verwende:

Man muß sich auch von sich selber nicht alles gefallen lassen!

Unlängst wurde in einer empirischen Untersuchung an der berühmten Stanford University in den USA die Häufigkeit des Lachens erhoben. Das Ergebnis ist ernüchternd: Kinder lachen durchschnittlich vierhundertmal am Tag. Erwachsene nur noch etwa zwanzigmal! Frauen lachen allerdings etwa doppelt so oft wie Männer. Sie leben durchschnittlich auch länger. Wohl auch deshalb, oder?

Von Kindern kann man vieles lernen, damit die eigene Kindlichkeit gut ernährt wird und nicht verkümmert:

- Unbefangen, offen und mutig fragen – das ärgert alle Antwortmenschen.
- Alle Selbstverständlichkeiten in Frage stellen lassen.
- Alle Sinne offen halten und die Sinnlichkeit aufmerksam pflegen.
- Konflikte mit List und Witz betrachten und „durchspielen" lernen.
- Den Wünschen, Gefühlen und der Lebensfreude mehr Raum geben.
- Der Phantasie weniger Fesseln anlegen.
- Die Freude am Spielen nicht ersticken.
- Lebenslust und Lebensfreude bewußt pflegen.
- Dem tierischen Ernst ein Schnippchen schlagen.
- Den Anfängergeist kultivieren: im Hier und Jetzt hingebungsvoll leben.
- Heiterkeit und Lachen nicht abwürgen.
- Den *Freudenlappen* besser füttern als den *Jammerlappen* unseres armen Hirns.

Marc Aurel hat eine tiefe Einsicht in unsere Gedankenhygiene gewonnen:

Auf die Dauer der Zeit nimmt die Seele die Farben der Gedanken an!

Daher sollen wir den weisen Rat von Friedrich Nietzsche nicht vergessen, den wir nur dann befolgen können, wenn wir uns von der List, der Spiel- und Lebenslust und dem ausgelassenen und strahlenden Lachen der Kinder anstecken lassen – trotz aller Zores:

Seit es Menschen gibt, hat der Mensch sich zu wenig gefreut: Das allein, meine Brüder (und Schwestern A. K.), ist unsere Erbsünde! Und lernen wir besser uns freuen, so verlernen wir am besten, anderen wehe zu tun und Wehes auszudenken.

2. Sprach-Spiel-Anregungen. Das Wunder der Sprache neu entdecken

Unsere Sprache ist ein faszinierendes Phänomen, ein an Geheimnissen reiches Wunder. Mit weniger als dreißig Buchstaben können wir uns selbst und die Welt zur Sprache bringen – und wie unendlich vielfältig und verschieden! Die *Bibel*, Goethes *Faust*, Hitlers *Mein Kampf*, Handkes *Publikumsbeschimpfung* wurden mit diesen wenigen Buchstaben geschrieben, und diese Werke atmen extrem unterschiedlichen Geist. Jeder Schriftsteller hat eine andere und oft typische Art der Sprachgestaltung – und jeder Mensch gebraucht die Sprache anders.

Sprache kann für alle möglichen Bedürfnisse gebraucht oder mißbraucht werden. Mit ihr kann man einschüchtern, manipulieren und töten, aber auch informieren, köstlich unterhalten, befreien, ermuntern, ermutigen und vieles mehr. Sigmund Freud bezeichnete den heilsamen und befreienden Prozeß der Psychoanalyse als *Sprachkur*. Denn alle Wünsche und Bedürfnisse, Kränkungen und Verletzungen, die der Verdrängung entzogen werden und *zur Sprache kommen* dürfen, können dann in Eigenverantwortung verarbeitet, kultiviert und gestaltet werden.

Ich lade Sie jetzt ein, liebe Leserin, lieber Leser, mit mir einige Wanderungen durch die Welt der Sprache zu machen. Zur Einstimmung mache ich mit Ihnen einen kleinen Spaziergang durch die bizarre Sprachspielwelt des großen Komikers Karl Valentin. Durch sein geistreiches und komisches Jonglieren mit Worten und Gedanken zerlegt und verfremdet dieser Sprachakrobat alles sogenannte Selbstverständliche im alltäglichen Gebrauch der Sprache.

Im nächsten Teil der Wanderung werfen wir einen Blick auf das Wunder der Sprache und des Spracherwerbs. Kinder lernen mit Begeisterung und großer Anstrengung sprechen. Und dieser hochkomplexe Prozeß ist mit der körperlichen, emotionalen, geistigen und sozialen Entwicklung intensiv und vielfältig verflochten.

Als Anregung zum ernstheiteren Spiel mit der Sprache, lade ich Sie dann dazu ein, in die Sprach-Spiel-Welt des Hans Manz und in ein weiteres köstliches Sprachbastelbuch einzutauchen – möglichst gemeinsam mit Kindern. Schließlich werde ich Sie dann noch kurz ins *Reich der Freiheit* des Blödelns entführen.

1. Karl Valentin – der Charlie Chaplin des Wortes

In keiner Sprache
kann man sich so schwer verständigen,
wie in der Sprache.
Karl Kraus

Karl Valentin schildert in absurder Weise, wie er 1882 – im selben Jahr wie James Joyce – auf die Welt kam: *Reporter: „Was hatten Sie gleich nach der Geburt für einen Eindruck von der Welt?“ – Valentin: „Als ich die Hebamme sah, die mich empfing, war ich sprachlos. Ich hatte diese Frau in meinem ganzen Leben noch nicht gesehen.“* Und genau so verwirrt und sprachverwirrend blieb er auf der Welt und machte Millionen Menschen lachen – und nachdenklich.

In den Augen von Bert Brecht war Valentin ein Unikum, das *keine Witze machte, sondern ein Witz war.* Anton Kuh sah in ihm *schöpferischen Infantilismus* in Aktion. Michael Schulte beschreibt ihn als *Charlie Chaplin des Wortes. Verfängt sich Chaplin hoffnungslos in einer Drehtür, so verheddert sich Valentin gleichermaßen hoffnungslos in den Tücken der Sprache ... Das vom Menschen geschaffene Instrumentarium entgleitet ihm, verselbständigt sich und wendet sich feindlich gegen ihn ... Aber außer der Sprache gibt es kein Mittel, mit der Sprache fertig zu werden.*

Den Unterschied zwischen Kindheit und Erwachsenenalter erklärte Valentin so: *Als Kind hab i mit an Kasperl gespielt – heute spiel i an Kasperl. Des is ein gewaltiger Unterschied!*

Schon in der Schulzeit, die er als *siebenjährige Zuchthausstrafe* erlebt hat, war er von einem gesunden Komplex befallen, der angesichts von Autoritäten Gelächter auslöste: *Das ist ein Komplex aus der Schule, da habe ich auch immer lachen müssen, wenn der Lehrer mich ernst angeschaut hat. Ein Glück, daß ich nicht zum Militär gekommen bin! Ich hätte herausbrüllen müssen, wenn ein Offizier zu mir gesagt hätte: „Was lachen Sie denn da?“*

Die Sprache selbst und ihr verfremdender Gebrauch waren sein Element. Er sezierte lustvoll Wörter und Phrasen, kostete sie aus, jonglierte mit Sinn, Doppelsinn, Unsinn und Tiefsinn, mit Klang und Anklang. Wie ein keckes Kind stellte er in genialer Naivität alles Selbstverständliche in Frage. Er enthüllte dadurch die Abgründe der Sprache.

Ähnlich wie James Joyce liebte Valentin absurde Wortverdrehungen und die Bildung neuer Worte, also Neologismen. Er sagt *Stillentium* statt *silentium*. Und man könne jemanden *sekundenlang zuhören*. Oder jemand *freut sich hundsgemein* statt ungemein. Sturmbandführer werden zu *Strumpfbandführern,* und bei ihm gibt es auch *Wolkenbruchbänder.*

Das *zaundürre Skelett-Gigerl* mit dem *Hungerleider-Gesicht* wurde von Asthma, von hypochondrischen Ängsten und Zwangsvorstellungen, finsteren und verrückten Phantasien schrecklich gequält. Seine Medizin dagegen bestand darin, daß er sich mit seinen finsteren Vorstellungen und lächerlichen Figuren auf die Bühne gestellt und so das Publikum zum Lachen gebracht hat.

Seine Monologe, Dialoge, skurillen Reden und Szenen haben philosophische Tiefe, wie Manfred Geier ausführt: *Man staunt und wundert sich über die Sprache, die plötzlich als rätselhaft und problematisch erscheint. Je näher man sie betrachtet, desto ferner blickt sie zurück.*

Ein philosophisches Problem findet nach Ludwig Wittgenstein in Sätzen Ausdruck wie: *Ich kenne mich nicht aus,* und: *Ich bin in einem Wirrwarr.* Valentin macht das Publikum nicht durch Heiterkeit lachen. Manfred Geier erklärt das so: *Seine Witze waren sprachliche Katastrophen und Schockmomente, die man „auslachen" konnte in der Doppeldeutigkeit des Wortes.* Er bewirkte ein Lachen, das Katastrophenangst ab-lachen ließ.

Über die Münchner Polizei sagte Valentin: „Sie wirft ein zu großes Auge auf Kleinigkeiten und ein zu kleines auf Großigkeiten."

Bei Anbruch des Dritten Reiches wurde Valentin gefragt, was er denn dazu zu sagen habe. Da meinte er: „I sag nix. Des werd ma doch no sagn derfa."

Sehen wir uns die Eigenheiten von Valentins Sprachverwirrspielen an. Genau so wie kleine Kinder geht er mit der Sprache um. Die Fixierung auf das eigene Hier und Jetzt läßt die Perspektive der anderen unklar werden. Zeigewörter, die die Übernahme eines fremden Standpunktes verlangen, bewirken Desorientierung. Bei seinen Figuren und Dialogen ist die Orientierung nur in seinem Zeigefeld möglich, das sich im Ich-Jetzt-Hier erschöpft.

Karl Valentin wurde von einem Touristen auf dem Münchner Marienplatz gefragt: „Kennen Sie den Weg zum Hauptbahnhof?" – „Freilich kenn i den", antwortete der Komiker und ging weiter.

Ein Entweder–Oder wird schwierig und unaussprechlich. Alternativen sind nicht direkt wahrnehmbar, wenn die unmittelbar gegebene Wahrnehmung als Bezugspunkt des Sprechens dient. Die logische Form des Entweder–Oder wird leicht als gegenständliches Objekt mißverstanden. Auch beim Angeben von Auswahlmöglichkeiten setzt seine Logik aus. Er kann sich nur in der Bestimmtheit orientieren. Das Hier und Jetzt ist einfach da. Die Möglichkeit, über etwas zu sprechen, was nicht da ist, was sein könnte, zählt für Valentin zu den tiefsten Abgründen der Sprache und ist kaum vorstellbar.

Im Hutgeschäft: „Ich zeige Ihnen mehrere Hüte!" – „Was heißt mehrere, ich will doch nur einen. Ich habe auch nur einen Kopf!"

Das Jetzt füllt das Bewußtsein so aus, daß für ein strukturierendes Gedächtnis kaum Raum bleibt. Zeit erscheint als ständiges Jetzt. Zeitlichkeit als organisierte Struktur wird amorph, löst sich absurd auf. Deshalb ist Vergeßlichkeit typisch für seine Figuren. Das Reden über Historisches wird ein Puzzle ohne Sinnzusammenhang, ein *saudummer Blödsinn*. Reden über die Vergangenheit ist für das Ich, das ganz im

Jetzt befangen ist, bedeutungslos, ein *Schmarrn*, weil die Brücke zwischen Gegenwart und Vergangenheit eingestürzt ist. Sinnentleerte Namen und Gehörtes werden einfach aneinandergereiht.

Kapellmeister und Valentin im Gespräch. „Der Trommler ist abwesend." – „Das seh' ich doch selbst, daß er nicht da ist!" – „Wie kann man denn einen sehen, wenn er nicht da ist?" – „Wer sieht ihn denn?" – „Sie!"

Jede Mehrdeutigkeit von Wörtern ist verwirrend. Valentin spielt damit köstliche Klang-Anklang-Sprachspiele: *Die deutsche Sprache ist verzwickt – Das Fest findet statt in der Stadt auf dem Land statt – Mancher Knabe ist frühreif ... auf den Feldern liegt auch Frühreif – Einer hat sich mit seinem Mädl erschossen ... man kann sich nur mit einem Revolver erschießen.*

Das *gewesene Kind* west in Karl Valentin

Wie ein Kind lebt Valentin in der Unmittelbarkeit konkreter Situationen, spielt er unschuldig bis schelmisch mit sprachlicher Vieldeutigkeit, mit Gleichklang und Anklang. Auch mit der Frage, warum die Dinge so heißen, wie sie heißen, steht er in einer uralten philosophischen Tradition. Valentin fragt etwa, ob ein Springbrunnen auch dann einer ist, wenn er nicht springt. Er nahm die Sprache wörtlich, was oft zu komischen Mißverständnissen führte, zu harmlosen oder zu katastrophalen: *Weihnachten. „Du hast ja doch gesagt, ich soll den Baum anzünden ..."*

Als sich Valentin auf einer Berliner Bühne den Fuß verstaucht hatte, wurde er von Professor Sauerbruch behandelt. Tage später traf der Arzt Valentin in einem Kaffeehaus. *„Wie ist das Befinden Ihres Fußes?" frag-*

te der Professor. „Dankeschön", erwiderte Valentin, „der befindet sich unterm Tisch drunt."

Valentin wird auf der Straße angesprochen: „Sagen Sie mal, kenne ich Sie nicht? Ich habe ihr Gesicht schon mal woanders gesehen." – Antwortet Valentin: „Das kann nicht gut sein. Ich trag' s nämlich immer an der gleichen Stell."

Valentin bezeichnete sich treffend als Komiker und als *gewesenes Kind*. Er hat die infantilen Quellen seiner Komik erkannt. Sie liegen in der Erinnerung an die falschen Vorstellungen des Kindes, *die man im Alter nie verantworten, höchstens verwerten kann.* Das gewesene Kind west in Valentin.

Valentin ging in eine Bäckerei und kaufte zwei Semmeln. Er bezahlte sie, rührte sie aber nicht an. – „Wünschen Sie noch was?" fragte ihn die Verkäuferin. Valentin verneinte, griff aber noch immer nicht nach den Semmeln. Als die Verkäuferin wissen wollte, was denn nun noch los sei, sagte Valentin: „Da auf dem Schild steht doch: ‚Das Berühren der Ware ist verboten!'"

Was die erwachsene Vernunft als *saudummes Daherreden* abtut, ist die wiederbelebte Sprache des Kindes. Es ist die Sprache eines Kindes im Erwachsenen, die diese regressive Spannung erzeugt, die dann ab-gelacht wird. Valentin lockt die vernünftige Sprache und Handlungsweise in den Strudel kindlicher Regression, die urkomische Wirkung hat. Wer sich an seine eigene Kindheit erinnern läßt, kann dann herzhaft lachen. Valentins schöpferische Infantilität befreit aus der Selbstverständlichkeit der herrschenden Sprachspiele und Verhaltensweisen.

Zu einem festlichen Empfang war große Toilette erwünscht. Karl Valentin erschien mit einem Nacht-

topf und entschuldigte sich: „Wissen S', die große Toilette war mir einfach z' schwer."

Valentin erzählt einem Bekannten, daß sein Nachbar ein hohes Tier geworden sei: „Er hat jetzt eine Schlüsselstellung kriagt." Auf die neugierige Frage, was er denn geworden sei, sagte Valentin: „Hausmeister."

Die *Hofmeisterin Vernunft* aus-lachen

Sicher hätte Valentin den köstlichen Einsichten Schopenhauers in das Lachen zugestimmt: Das Lachen entspringt aus dem Widerstreit zwischen dem angestrengten Denken und dem ursprünglichen Anschauen. Denn das *Anschauen* ist die ursprünglichste Erkenntnisweise: *Es ist das Medium der Gegenwart, des Genusses und der Fröhlichkeit.* Karl Valentin hat die herrschende Vernunft überlistet und Schopenhauers köstliche These bestätigt: *Diese strenge, unermüdliche, überlästige Hofmeisterin Vernunft jetzt einmal der Unzulänglichkeit überführt zu sehen, muß uns daher ergötzlich sein.*

Auch Sigmund Freuds tiefe und geniale Einsicht in den Zusammenhang zwischen Witz, Komik und Lachen führt zu den kindlichen Quellen des Welt-Anschauens, zur infantilen Schau- und Erkenntnislust. Denn die Erweckung des Infantilen bewirkt Komik und belebt das *verlorene Kinderlachen.* Der Vergleich, der zum Komischen führt, würde nach Freud also lauten: *So machte es der – Ich mache es anders – Der macht es so, wie ich es als Kind gemacht habe.*

Von seiner Kindheit berichtete Valentin etwas sehr Aktuelles: *Als junges Kind las ich einmal einen wunderschönen Roman. Der hieß: ‚Die vierzig Bankdirek-*

toren'. Die Zuhörer waren ratlos. Einer von ihnen sagte: „Also, ich kenne nur ,Ali Baba und die vierzig Räuber'." Da sagt Valentin zustimmend: „Ja, genau, des Buach moan i!"

2. Das Wunder der Sprache spielerisch neu entdecken

Wir atmen selbstverständlich und gedankenlos die Luft ein, die uns umgibt. Und wir leben ebenso selbstverständlich in der Sprache, die uns innerlich bewegt und äußerlich umgibt. Erst dann, wenn beide zu dünn, zu dick oder irgendwie vergiftet sind, werden wir auf sie aufmerksam. Sprache ist das wichtigste Medium für das Erleben und Gestalten aller unserer Beziehungen.

Der Philosoph Martin Heidegger sagte treffend: *Wir sind Gespräch*. Und die Art und Weise unserer Gespräche – Selbstgespräche, Streitgespräche, Partygespräche, verinnerlichte Moralpredigten, Liebesgeflüster, Sonntagsreden, Alltagsgespräche, Blödelei usw. – gestalten und beeinflussen unsere leibliche, seelische, geistige und soziale Wirklichkeit, unsere Stimmungen und Gedanken, unser Wohlergehen oder unseren Frust und Streß.

Wenn Kinder sprechen lernen, stellen sie viele Selbstverständlichkeiten in Frage – und das kann höchst aufschlußreich, erstaunlich, komisch und lustig sein. Denn Selbstverständliches erweist sich oft als frag-würdig und staunenswert, als unbedachte Gewohnheit, die manchmal der Entwöhnung bedarf. Darüber kann man dann hoffentlich reden – und erstaunliche Erkenntnisse gewinnen. Sprachspiele helfen dabei, sich wieder freizuspielen. Dazu werde ich auf den nächsten Seiten viele Anregungen aufgreifen und weitergeben.

Sprechen lernen – ein ganzheitlicher Prozeß

Ein drei Monate altes Baby beginnt damit, gezielt zu greifen. So beginnt das Be-greifen sehr konkret. Und später spielt man dann mit Begriffen. Mobiles faszinieren, erzeugen konzentrierte Spannung und lustvolle Entspannung sowie Freude darüber, daß man selber etwas bewirken kann. In diesem Alter beginnen die köstlichen Spiele mit der eigenen Stimme, mit Stimmlage, Klangfarbe und Lautstärke beim Erzeugen wohltönender Urlaute und Gurrlaute.

Der Luftstrom, der durch den Kehlkopf gepreßt wird, ist vorerst nur ein wortloses Summen und Singen. Der klingend gewordene Luftstrom muß erst geformt und gestaltet werden. Dabei sind die Rachen- und Gaumenmuskeln, Gaumensegel, Zunge, Zähne und Lippen im Einsatz. Und diese spezifische Gestaltung des Luftstroms vollzieht sich in Bruchteilen von Sekunden. Plastische Raumformung im Inneren wird hörbare Klangform im Äußeren. Einzellaute verbinden sich zu Wörtern, Wörter zu Sätzen und Sätze wiederum sehr kompliziert zu Erzählungen.

Um einen einzigen Laut hervorzubringen, sind mehr als 100 Muskeln (!) im Einsatz, angefangen vom Zwerchfell bis hin zu den Lippen. Das verlangt vom Kind eine fast unvorstellbar komplexe Koordinationsleistung und Feinabstimmung.

Nie wieder im Leben wird eine Bewegungsfähigkeit von so hoher Komplexität gefordert wie in diesem Prozeß. Dies bedenkend, kann man verstehen, daß auch die in vielfacher Hinsicht intelligenten höheren Affen nicht Sprechen lernen können. Und noch etwa ist faszinierend daran. Wie die Handschrift hat auch die Lautgestaltung eine ganz persönliche Note.

Sie zeigt sich in der Klarheit der Artikulation, in der Intensität und Klangfarbe der Töne.

Wenn etwa Eltern einfühlsam verstehen wollen, wie Kinder das Sprechen lernen, ist eine Art von umgekehrtem Spracherwerb, eine kreative Rückkehr in den Laut-, Wort- und Gedankenbildungsprozeß nötig. Da muß man sich in die tieferen Regionen der Sprache begeben, ihre Körperlichkeit, ihre Bilder, ihren Klang, ihren Rhythmus und ihre Musikalität. Dann wird die emotionale und sinnliche Dimension sprachlichen Ausdrucks ein Stück weit erfaßbar. Denn diese kreative Regression, also Rückwanderung im Sprachbildungsprozeß, fördert die Bewußtheit und den Sinn für das spielerische Spracherleben und -gestalten.

Musikalität, Rhythmus und Klangräume der Sprache sind vitale Lebenselemente der Kinderwelt. Sprache lebt von der Gemeinsamkeit, vom Bewegungsspiel des Sprechens und Zuhörens. Erwachsene achten fast nur noch auf die bewußte Information und beachten kaum, was für Kinder im Vordergrund steht: die Sprachmelodie, der Klang und die Betonung, Intensität und Schnelligkeit, die Klangfarbe und der Rhythmus. Die *Sprachmusik* ergreift das Kind leibhaftig und emotional. Kinder leben noch in dieser vielschichtigen Sphäre der Bewegungen, die die Sprache in sich vereint.

Kinder sind in ihrem Element, wo Singen und Spielen, Sprechen, Rhythmus und Bewegung zu einer Ganzheit zusammenfließen. Sie lieben die Wiederholung, das Mitschwingen in Reimen, Versen und Klängen. Sie spüren und erleben die gestaltende Kraft der Wortmusik. Der Leib der Sprache bedarf der rhythmischen Wiederholung, wie der Leib immer wieder der Nahrung bedarf. Freude am Rhythmus und an der

Sprachmusik äußern sich in lustigen Abzählversen, Sprach- und Bewegungsspielen.

Deshalb sind richtige Kinderbücher so faszinierend, weil in ihnen die rhythmische Kraft der Sprache und die Bildkraft der Worte leiben und leben. Phantasievolle und lustige Geschichten regen die Phantasie an und bereichern die Kinderwelt. Sie sind die emotionale und geistige Nahrung, die alle Lebenskräfte anregt, zum Schwingen und Tanzen bringt.

Sprache ist Nahrung für Leib, Seele und Geist. Man spürt wieder die Kraft der Worte und wird zugleich sensibel für alles Phrasenhafte, für saftlosen, kraftlosen und oft geschmacklosen Wortsalat von Ideologen und anderen Sprachzerstörern. Hinter dem feierlichen Gebrauch von Fremdwörtern verbergen sich oft Ahnungs- und Gedankenlosigkeit. Durch aufmerksames Hinhören auf die Sprache kann man wieder ein erotisches, also spielerisches, liebevolles und scharfsinniges Verhältnis zur Sprache gewinnen.

Sprechen formt das Gehirn

Durch den Erwerb der Sprache wird vor allem das Gehirn geformt. Die sensorischen und motorischen Prozesse des Sprechens gestalten die Strukturen und Neuronenvernetzungen. Die Bewegungs- und Koordinationsprozesse des Sprechens machen das Gehirn zum geeigneten Instrument für die freie Betätigung des Geistes durch die späteren kognitiven und intellektuellen Leistungen.

Die moderne Hirnforschung hat nachweisen können, daß die Wirkung des gesprochenen Wortes auch intensiven Einfluß auf die Strömung des Blutes und den gesamten Stoffwechsel hat. Sprache strukturiert also nicht nur das Gehirn. Sie hat großen Einfluß auf die Blutzirkulation und in unterschiedlichem Ausmaß auf alle Organe des Leibes.

In den ersten Lebensjahren hat die Sprache eine geradezu magische Wirkung auf den kindlichen Organismus und seinen erwachenden Geist. Über die Muskeln, den Atemstrom und Blutkreislauf wirkt sie auf Leib und Seele formend, bewegend oder aber erstarrend. Die Sprache spielt auf dem Ausatmungsstrom wie auf einem Musikinstrument und bewirkt Schwingungen, die Stimmungen, Gefühle und später Gedanken auslösen, begleiten und gestalten. Körperliche und seelische Bewegung und Bewegtheit und später auch die geistige Beweglichkeit spielen intensiv zusammen.

Musikalität und Bilderreichtum der Sprache

Die Inhalte des Gesprochenen sind bei Kleinkindern noch nicht wichtig. Die Sprachmusik ergreift das Kind – erst später spielen Gedanken und Begriffe eine tragende Rolle. Rhythmus, Wiederholung und Gegensätze bestimmen alle Aspekte des leiblichen Lebens: Atmung, Herzschlag, Peristaltik, An- und Entspannung, Wachen und Schlafen, Lust und Unlust.

Auch der *Sprach-Leib* erblüht durch rhythmische Wiederholung. Die Freude am Singsang, an Reimen und Rhythmen, begleitet von der Lust an Tanz und Bewegung, stehen ganz im Vordergrund der kindlichen Lebensfreude. Bewegungs- und Sprachspiele machen unheimlich Spaß. Sie sind das Lebenselixier der Kinder.

Erst ab dem dritten Lebensjahr wächst die Bedeutung der Phantasie, der Vorstellungskraft, und das von intensiven Gefühlen begleitete Erleben der Sprachbilder. Natürlich bleibt die elementare leibhaftig-magische Wirkung der Sprache zumindest bis ins Schulalter erhalten. Ohne Freude am Rhythmus, am Sprachklang, an der Lautmalerei und Musikalität der Sprache spielt sich da nicht viel ab.

Die Sprache der Märchen ist geprägt von der Anschaulichkeit der Sprache, von ihrer Musikalität, ihrer Lautmalerei und ihren vielen Anklängen. Sehen wir uns eine Szene des Märchens *Die Bremer Stadtmusikanten* an: Da sagt der Esel zum entlaufenen Hund: *Was jappst du so, Packan?* Ein Kind versteht die Worte jappsen und Packan, auch wenn es sie noch nie gehört hat. Denn die Lautmalerei erzeugt entsprechende Bilder in der Seele des Kindes. Jappsen läßt das Bild des nach Luft hechelnden Hundes mit hängender Zunge aufsteigen. Packan erinnert an die starken Zähne und den scharfen Biß des Hundes, der seine Beute anpackt. Aus den Lauten erwächst dann das Bild, das die Kinder so entzückt.

Solche Bilder, die von der eigenen Phantasie geformt werden, haben eine ganz andere Qualität als Fernsehbilder, die auf die Netzhaut geschossen werden. Der Pädagoge und Medienökologe Rainer Patzlaff hebt dies ausdrücklich hervor, weil er die Unterschiede genau erforscht hat: *Kein Medium kann das Märchen ersetzen, das dem Kind von einem geliebten Menschen erzählt wird, kein Comicheft reicht an die bildnerische Kraft einer vorgelesenen Geschichte heran.*

Humor und Witz fördern den Sinn für die Sprache

Auch deshalb ist die Kultur von Humor und Witz so wichtig, weil man dadurch die verdrängten Aspekte der Sprache mit viel Spaß, zumindest kurze Zeit, wieder ins Bewußtsein steigen läßt. Plötzlich muß man über die Sprachbilder, Anschauungsweisen und Anklänge lachen und staunen, die hinter den Worten verborgen auf Enthüllung warten.

Machen Sie, liebe Leserin, lieber Leser, am besten gemeinsam mit Kindern, kleine Streifzüge durch die Geschichte der Worte. Entdecken Sie den verborgenen Bilderreichtum und die Lebensweisheit, die in der Sprache schlummern. Dann wird auch ihre Sprache wieder lebendiger und phantasievoller, verspielter und anschaulicher, lebhafter und herzhafter – und das Leben bunter. Die Pflege einer lebendigen Sprache ist besonders für Kinder sehr nahrhaft, anregend und voll von köstlichen und immer wieder neuen Eindrükken, Einfällen und Einsichten.

Im Jugendalter entfaltet sich dann eine neue Dimension des Denkens und Sprechens, nämlich das völlig abstrakte und hypothetische Denken, das keiner Anschaulichkeit mehr bedarf. Dadurch wird die Emanzipation des Geistes möglich. Aber in den Humorinteraktionen der Jugendlichen und Erwachsenen, im Blödeln und im Witzeln, werden die uralten Bilder und Anklänge der Sprache mit viel Spaß weitergepflegt – und das ist äußerst wichtig für die emotionale, soziale und intellektuelle Entwicklung und Lebensfreude.

Es ist sehr bedauerlich, daß unser Sprachgebrauch hochgradig abstrakt geworden ist. Das ist auch ein Grund dafür, daß es erschreckend viele Kinder gibt, die große Defizite und Defekte in der Sprachentwicklung aufweisen.

Störungen der Sprachentwicklung sind deshalb besonders gefährlich, weil zwischen ihnen und der emotionalen, sensorischen, motorischen und sozialen Entwicklung ein komplexer Zusammenhang besteht. Sie weisen auf eine vielschichtige emotionale und soziale Störung in der gesamten Entwicklung hin.

Die kindliche Sprachentfaltung ist ein ganzheitlicher Prozeß, der sich gemeinsam mit der Bewegungs-, Wahrnehmungs- und Spielfreude abspielt. Kinder fühlen sich nur dann in ihrem Element, wenn Spielen, Singen, Tanzen, Sprechen und Bewegung zu einer Ganzheit zusammenfließen.

Es wäre weiter fatal, Sprache nur als Mittel der Nachrichtenübermittlung aufzufassen. Denn die sprachliche Kommunikation zwischen Menschen besteht fast zu 90% aus nonverbalen Signalen. Nur etwa 10% sind verbaler Natur! Das verbreitete Sender-Empfänger-Modell der Kommunikation ist eine extreme Verdünnung des wirklichen Kommunikationsgeschehens.

Der Medienpädagoge Rainer Patzlaff spricht von einer aktuellen *Sprachkatastrophe*. Er begründet diese Feststellung mit wissenschaftlichen Erkenntnissen. In den USA sind etwa 25% der Bevölkerung, mehrheitlich Weiße, nicht fähig, einen durchschnittlichen Zeitungsartikel zu verstehen, obwohl sie lesen können. Man nennt diese Störung schlicht *funktionalen Analphabetismus*.

Auch die PISA-Studie ergab, daß in den reichsten Ländern oft mehr als 20% der Erwachsenen nur sehr beschränkt Schreiben und Rechnen können. Dieser Sprachverlust fördert eine destruktive Sprache, eine Sprache der Gewalt, in der Konflikte nicht mehr differenziert wahrgenommen, ausgetragen oder Kompromisse ausgehandelt und Verständnis vermittelt werden können.

Sprache – Medium der Erkenntnis oder der Verdummung

Weil die Sprache, die mit dem Wahrnehmen, Fühlen, Bewegen, Denken und Bewerten vielfältig verbunden ist, für alle Aspekte und Beziehungen unseres Lebens grundlegende Bedeutung hat, möchte ich zu einem kurzen philosophischen Ausflug in die Sprachwelt einladen.

Es ist faszinierend, wenn man Worte und Redewendungen aufmerksam anguckt: Je aufmerksamer man ein Wort betrachtet, desto weiter blickt es zurück in die Geschichte des Menschseins und Menschwerdens. In der Sprache steckt enorm viel praktische Lebensweisheit und handfeste Psychologie.

Sehen wir uns einige Beispiele an. Das Wort fromm hat erst im 19. Jh. eine eher negative Bedeutung bekommen, im Sinne von frömmelnd oder lammfromm. Im 18. Jh. bedeutete fromm noch tauglich, brauchbar, tüchtig: das taugt mir, das tut gut = das frummt! Auch das Wort Tugend kommt von „taugen" und bedeutete einst: Das tut gut. Bekannt ist der Schüttelreim: *Man konnte schon in Jugendtagen mich mit dem Worte Tugend jagen!* Das Wort wird ja oft genug verlogen verwendet.

Im Ausdruck *ich kann jemanden gut leiden* kommt klar zur Sprache, daß wir auch aneinander leiden müssen, daß Beziehungen immer auch mit Enttäuschungen verbunden sind. Schlimm wird es nur, wenn man jemanden *gar nicht mehr leiden kann*!

Dazu gibt 's einen urigen Witz: *Treffen sich zwei Igelmänner im Gasthaus. Sagt der eine: „Du, ich laß mich scheiden!" – „Ja, was ist den passiert?" – „Ach weißt du, ich kann die ewigen Sticheleien meiner Frau einfach nicht mehr ertragen!"*

Dieser Witz macht Sinn. Wenn wir einander näherkommen, sind wir in irgendeiner Weise füreinander auch Igel, ob wir das nur beim anderen oder auch an uns selber wahrnehmen können, ist eine entscheidende Frage.

In der Redewendung *Wir sollten doch einmal darüber reden* kommt eine wichtige Lebenserfahrung zum Ausdruck. In einer engen Beziehung gibt es viele Konflikte. Intensives Streiten kann Ausdruck von Lebendigkeit sein. Aber wenn man es schafft, später, wenn die Wut verraucht ist, *darüber zu reden*, kann das die Beziehung klären und entlasten. Akademisch spricht man von Metakommunikation. Ohne diese Kommunikation *über* eine Kommunikationsstörung können wir die vielen kleinen und großen Konflikte des Lebens nicht gut verstehen, entschärfen oder lösen.

Sprachspiele spiegeln Lebensformen

Der Philosoph Ludwig Wittgenstein, der tiefsinnig über die Sprachspiele des Alltagslebens nachgedacht hatte, hat aufschlußreiche Einsichten gewonnen. Hören wir diesem Spracharchäologen kurz zu, der seine *philosophischen Bemerkungen* als eine *Menge von Landschaftsskizzen* bezeichnet hat:

Das Aussprechen eines Wortes ist gleichsam ein Anschlagen einer Taste auf dem Vorstellungsklavier ... Ich werde auch das Ganze der Sprache und der Tätigkeiten, mit denen sie verwoben ist, das „Sprachspiel" nennen ... Man kann sich leicht eine Sprache vorstel-

len, die nur aus Befehlen und Meldungen in der Schlacht besteht. Oder eine Sprache, die nur aus Fragen besteht und einem Ausdruck der Bejahung und der Verneinung. Und unzählige andere. – Und eine Sprache vorstellen heißt, sich eine Lebensform vorstellen.

Wittgenstein hat einmal gemeint, er könne sich eine Philosophie vorstellen, die nur aus Witzen besteht! Der Mann hatte Geist! Und sein Verständnis von Philosophie, von Liebe zur Wahrheit und Lebensweisheit, spielt sich als Sprache ab: *Eine ganze Wolke von Philosophie kondensiert zu einem Tröpfchen Sprachlehre ... Die Philosophie ist ein Kampf gegen die Verhexung unseres Verstandes durch die Mittel unserer Sprache.*

In einem treffenden Bild bringt Wittgenstein zum Ausdruck, wie sich die Sprache in den sich dauernd verändernden Lebenswelten wandelt und weiterentwickelt: *Unsere Sprache kann man ansehen als eine alte Stadt: Ein Gewinkel von Gäßchen und Plätzen, alten und neuen Häusern, und Häusern mit Zubauten aus verschiedenen Zeiten ... Die Bedeutung eines Wortes ist sein Gebrauch in der Sprache ... Wie ein Wort funktioniert, kann man nicht erraten. Man muß seine Anwendung ansehen und daraus lernen.*

Sprachzerstörung fördert Verdummung

Sehen wir uns zur ideologischen Verhexung der Sprache ein theologisches Beispiel an: Der streitbare katholische Fundamentalist und Bischof Kurt Krenn wurde 1987 in Wien Weihbischof. Er war für den Bereich Wissenschaft und Theologie zuständig. Es ist zu vermuten, daß dies einer wissenschaftlichen Qualifikation bedarf. Der extrem konservative Kurienkardinal Alfons Stickler bezeichnete Krenn auch als *hervorragenden Wissenschafter.*

Damals studierte ich die wenigen wissenschaftlichen Veröffentlichungen des Dr. Krenn und war erstaunt über den komischen Wortbildsalat, der nach Wittgensteins Erkenntnis auch Ausdruck einer Lebens- und Denkform ist.

Hören Sie sich das mal an: Also schreibt Krenn in einer wissenschaftlichen Zeitschrift über Anthropologie: *Anthropologie ist jener inhaltliche Duktus, der in jener Wissenschaft aufbricht, die um die Vorläufigkeit ihres Gegenstandes, ihres Tuns und um die Verpflichtung zu größeren Zusammenhängen weiß.* Das ist interessant: Anthropologie ist ein Duktus, der aufbricht. Und in einem anderen Beitrag versucht sich Krenn als Psychologe: *Könnte nicht vielleicht die schlimmste Neurose gerade in jener Umarmung durch die Psychologie entstehen, die dem Menschen den Grund seiner Entscheidungskraft und Freiheit durch endlose Krankheitsgeschichten weginterpretiert?*

Ich habe noch nie erlebt, daß mich *die Psychologie umarmt* hat – eher schon eine Psychologiestudentin –, und daß Krankengeschichten die *Freiheit weginterpretieren* können. Solches lesend, fiel mir eine Tagebucheintragung des sprachgewaltigen Bibelwissenschaftlers Friedolin Stier ein:

Nach der Lektüre theologischer Traktate: Tortur! Schwulstig diese Sprache, auch wirklich an Geschwülsten leidend, bräuchte sie das Skalpell des Sprachchirurgen oder eine Strahlenkur, wenigstens entfettende oder entwässernde Pillen ... Pathologie: Sprache, die an Fettwucherungen, Lipomen, leidet, an Ödemen, wäßrigen Aufschwemmungen des sprachlichen Zell-

gewebes, an Obstipation, Drängen und Drücken um den Ausdruck, an Arthrose, steifer, ungelenker Gedankenbewegung.

Und diese Pathologie der Sprache bedarf einer entsprechenden Therapie: *In der somatischen Medizin gibt es Messer und Medikamente, in der Sprachmedizin aber, deren es bedürfte? Den Geist zur Klarheit des Ausdrucks zwingen, den sprachlichen Formsinn schärfen, fachliche Terminologie nicht zu esoterischem Kauderwelsch entarten lassen ... Theologen müßten schreiben wie Flaubert, der ganze Tage verbrauchte, um das einzig treffende Wort zu finden.*

Dagegen hat Karl Rahner, der wohl bedeutendste Theologe des Zweiten Vatikanischen Konzils, die sprachliche und spirituelle Deformierung von Theologie und Kirche scharfsichtig und durchaus selbstkritisch analysiert. Er wirft einen großen Stein auch ins eigene Glashaus seiner Theologensprache: *Habt ihr schon einmal den Schrecken erfahren, daß euer Herz stillsteht, wenn ihr euch selbst zuhört und eure Worte, die frommen und theologisch gelehrten, euch selbst wie ein unerträgliches Blabla zu klingen scheinen? Seid ihr schon einmal ehrlich durch dieses Inferno hindurchgekommen?*

Leider gilt auch für die übliche Sprache der Wissenschaft, Politik und der Medien, daß eine Kultur des sprachlichen Ausdrucks weithin fehlt. Und Karl Kraus sagt angesichts der beredten Gedankenlosigkeit und Verantwortungslosigkeit des gelehrten Standes ironisch: *Es genügt nicht, keine Gedanken zu haben, man muß auch unfähig sein, sie auszudrücken.*

Friedrich Nietzsche hielt 1872 in Basel eine Rede *Über die Zukunft unserer Bildungsanstalten.* Er spricht davon, daß die meisten jungen Leute unter der *pädagogischen Geistesarmut* leiden: *Hier muß unsere Philosophie nicht mit dem Erstaunen, sondern mit dem Erschrecken beginnen: wer es zu ihm nicht zu bringen vermag, ist gebeten, von den pädagogischen Dingen seine Hände zu lassen.*

Und er sagte damals etwas auch heute höchst Aktuelles: *Nehmt eure Sprache ernst! Wer es hier nicht zu dem Gefühl einer heiligen Pflicht bringt, in dem ist auch nicht einmal der Keim für eine höhere Bildung vorhanden. Hier kann sich zeigen, wie hoch oder wie gering ihr die Kunst schätzt und wie weit ihr verwandt mit der Kunst seid, hier in der Behandlung eurer Muttersprache. Erlangt ihr nicht soviel von euch, vor gewissen Worten und Wendungen unserer journalistischen Gewöhnung einen physischen Ekel zu empfinden, so gebt es nur auf, nach Bildung zu streben.*

3. Die ernst-heitere Sprach-Spiel-Welt des Hans Manz

Nach diesen eher theoretischen Betrachtungen der Sprache wird es jetzt spielerischer und lustiger werden. *Worte kann man drehen*, so heißt das erste *Sprachbuch für Kinder*, das der äußerst kreative und heitere Schweizer Lehrer, Schriftsteller und Drehbuchautor Hans Manz 1974 zur Freude der Kinder und Erwachsenen geschrieben hat. 1991 erschien dieses wichtige Sprachspielbuch in erweiterter Form mit leicht verändertem Titel: *Die Welt der Wörter. Sprachbuch für Kinder und Neugierige.*

Hans Manz ist von pädagogischem Eros erfüllt. Er hat eine erotische, also liebevoll verspielte und lebhafte Beziehung zur Sprache und zu den Kindern. Er betrachtet die Sprache mit den Augen des Kindes und spielt in aller Unschuld und phantasievoll mit ihr. Dadurch fördert er den spielerischen, den lustvollen, geistreichen, aufmerksamen und neugierigen Umgang mit Worten, Klängen und Gedanken. So ermutigt er Kinder und Erwachsene, mit Sprache bewußt, aufmerksam, mündig und spielerisch umzugehen. Dadurch kann man ganz neue Einsichten in die geheimnisvollen und vielschichtigen Sprachwelten gewinnen.

Mit einem tiefsinnig-köstlichen Gedicht beginnt seine Sprachspielwiese zu blühen:

Was im Buche steht, laß es nicht stehen.
Man kann die Worte so oder so drehen.
Also, leg sie auf die Goldwaage,
oder bewege sie mit einer Frage.
Nimm dir Zeit zu verweilen,
lies zwischen den Zeilen,
auch ein kurzes Gedicht hat viele Seiten.
‚Es war einmal …' meint – vielleicht – heutige Zeiten.

Vielfalt der Sprache

Sprache ist Material und Medium für den Ausdruck und die Gestaltung von allen möglichen Beziehungen zu Menschen und Dingen, zu Situationen und Erlebnissen. Und wenn man aufmerksam, also mit Spürsinn hinhört und lauscht, kann man erkennen, daß in der Sprache viele Sprachen enthalten und versteckt sind.

Und diese Sprachen werden von unterschiedlichen Gefühlen begleitet: Liebessprache, Haßsprache, Muttersprache, Vatersprache, Kindersprache, Alltags- und Festtagssprache, Versteckspråche, Geheimsprache, Drohsprache, Scherz- und Blödelsprache und noch viele andere.

Es gibt auch eine *Steinigungssprache:* Vorwürfe prasseln wie Steine auf den kleinen Erdenbürger nieder, die er nicht mehr fassen kann, wo er sich nicht mehr wehren kann – und niedergeschlagen, kleingeprügelt und erschlagen wird.

Was man vom Schriftsteller und Sprachjongleur Manz mit viel Spaß lernen kann, ist dies: mit Worten spielen, Laute verdrehen, Silben verrutschen lassen, Sätze auf den Kopf stellen, Worte wörtlich nehmen, Unsinn in Sinn verwandeln und umgekehrt. Er animiert zu kreativen und heiteren Wortschöpfungen, zum amüsanten Spiel mit Worten und Gedanken.

Er fördert die Aufmerksamkeit für die vielen Aspekte der Sprachwelten, die Lebenswelten in sich bergen. Er bringt dadurch Bewegung in die Sprache, die wir meistens gedankenlos ernst und selten genau wahrnehmen. Und er schärft die Sinne für das vielschichtige Sprachspiel des Lebens und leistet dadurch einen wichtigen Beitrag zur Lebenskunst.

Ermutigung zum Mündigsein

Dadurch fördert der Sprachartist und Wortjongleur die für jede Demokratie bitter notwendige Erziehung zur Mündigkeit. Sprache ist das Medium für das Darstellen von Wünschen und Bedürfnissen und das Aushandeln von Kompromissen. Ohne Sprachkultur gibt es kein richtiges Verstehen, Hinhören und Kommunizieren. Sinn für Sprache hilft, Manipulationen aufzudecken. So sagt Manz:

Merke: Es gibt Menschen, die es tatsächlich aus dem FF verstehen, dir von A bis Z ein X für ein U vor-

zumachen. Deshalb soll es dein A und O sein, das ABC gut zu kennen.

Worte, Laute und Gedanken sind immer mit mehr oder weniger starken Gefühlen verbunden, mit Lust oder Schmerz, Liebe oder Haß, Wohlbehagen oder Unbehagen, mit Spaß und Freude oder aber mit Angst und Schrecken.

Kleine Kinder lernen alles Mögliche mit enormer Ausdauer, etwa Stehen und Gehen. Immer wieder mißlingt es, aber sie geben nicht auf. Und wenn sie dann einige Sekunden stehen können, strahlen sie vor Freude – und fallen wieder um. Aber sie trainieren weiter und lernen es immer besser. Diese kindliche Unermüdlichkeit bringt Manz in einem Gedicht tiefsinnig zur Sprache. Man könnte es mit *Prinzip Ermutigung* umschreiben:

Aufs letzte Wort kommt 's an
Gehofft.
Enttäuscht worden.
Gehofft.
Enttäuscht worden.
Gehofft.
Enttäuscht worden.
Gehofft.
Enttäuscht worden.
Hoffen.

Sprachspielwiesen

Sehen wir uns einige dieser Sprachspielplätze, Sprachspielweisen und Sprachspielwiesen kurz an: Mit Lautmalerei und Schüttelversen lassen sich köstliche Wort- und Buchstabensalate anrichten und witzige Reime bilden. Wortungeheuer werden zerlegt, und Zungenbrecher kann man zum Trainieren benützen. All das macht viel Spaß. Und dadurch lernt man die Sprache, ihren Gebrauch und ihren Mißbrauch am besten kennen.

Worte kann man auch belauschen, auf ihren Klang achten lernen und so erstaunliche Erfahrungen machen. Alles Selbstverständliche erscheint in einem anderen Licht und wird wieder frag-würdig. Man wird aufmerksamer, hellerhörig, nimmt abgedroschene Redewendungen plötzlich bewußt wahr. Man lernt wieder über die vielen Bilder und uralten Lebensweisheiten zu staunen, die in der Sprache abgelagert und verborgen sind – und die durch aufmerksames Hinhören und Hinsehen wieder bewußt werden können.

Lustvoll entdeckt man neue Sprachmöglichkeiten und Sprachspiele. Man wird angeregt, mit Sprichwörtern zu spielen, Kinderreime mit viel Spaß zu basteln und den gewohnten, gedankenlosen Sprachgebrauch spielerisch auf den Kopf zu stellen. Da kann sich ein witziger Doppelsinn entlarven, etwas so: *Ein Mann überdachte sein Haus. Als es fertig war, überdachte er sein Leben.*

Oder es wird ein komischer Widerspruch in Alltagsreden aufgedeckt: *Geh, komm doch endlich!* oder: *Komm, geh! Jetzt geh mir nicht auf die Nerven und komm!*

Viele sprachliche Wendungen sind bildhafte Vergleiche, also Metaphern. Jemand stolziert wie ein Gockel daher, die Sicherungen sind ihm durchgebrannt, jemand spielt sich auf. Mit aufgeweckter Phantasie wird der folgende Satz recht anschaulich: *Es gibt kopflose Staatsoberhäupter, denen man den Kopf mal gründlich waschen sollte.* Oder: *Im Büro des Chefs: Der Vorgesetzte sitzt, der Unterstellte steht. Wer ist über-legen?*

Wer mit der Sprache spielerisch und aufmerksam umgehen lernt, ist durch ideologische Sprachspiele nicht mehr so verführbar, die oft komisch pathetisch daher stolzieren und feierlich verkleidet sind. Im folgenden Gedicht bringt Manz einen wichtigen Widerspruch, den wir alle immer wieder bewältigen müssen, geistreich und spielerisch zu Sprache:

Aufpassen
Jeder muß lernen, sich anzupassen,
aber gleichzeitig aufpassen,
daß er nicht verpaßt zu sagen: Das paßt mir nicht!

Wer mit der Sprache spielerisch umgehen lernt, wird auch auf den Klang der Sprache, auf ihre emotionale Färbung aufmerksam. So kann man Buchstaben durch Zahlen ersetzen, die ähnlich klingen: *„Ich bin 2fellos größer als du", sprach zum 1ner der 2er. „3ster Kerl, prahl nicht so!" knurrte der größere 3er.*

Oder: Ist der Gleichklang der folgenden Worte bloß Zufall: arg, karg, Sarg? Oder: Mir ist angst und bang, Zwang, krank. Das sind Worte, die auch klanglich Druck und Einengung ausdrücken. Dagegen klingen die folgenden Worte wohltuend und freundlich: laben, leben, lieben, loben. Aber: *spitz* tönt spitz und *stumpf* tönt stumpf.

Außerdem wird Sprache in verschiedenen Situationen sehr unterschiedlich verwendet. Ist man etwa allein mit der Ehefrau, heißt sie vielleicht *mein Hausdrachen*. Beim Nachbarn ist sie *meine Frau*, bei einer Party ist sie *die Süße* und am Stammtisch nennt man sie *die Meinige*!

Verschiedene Personen benützen für *Menschen* ganz unterschiedliche Worte, die Wichtiges über ihre Beziehung und Funktion aussagen: Der Pfarrer hat in seiner Gemeinde 1000 *Seelen*, der Lehrer hütet seine 25 *Schäfchen*, der Vater sagt, er habe *fünf Mäuler* zu füttern, der Statistiker spricht von *pro Kopf* der Bevölkerung, und der Kinobesitzer meint, es hätten noch 100 *Stück* Platz gehabt.

Sprichwörter lassen sich durch Widersprichwörter köstlich verfremden: *Lügen haben kurze Beine, die sich eiliger bewegen, hurtiger ausweichen, wendigere Haken schlagen als lange Beine. Auch das ist eine Wahrheit.*

Redensarten und *geflügelte Worte* gewinnen wieder ihre ursprüngliche Anschaulichkeit und Bildhaftigkeit: Wem es *wie Schuppen von den Augen fällt*, den kann man nicht mehr so leicht *übers Ohr hauen*. Kennen Sie den? *Ein fünfjähriger Dreikäsehoch unterhält sich mit dem Opa. Plötzlich fragt er: „Du, Opa, tun dir eigentlich deine Ohren noch weh?" – „Aber nein. Warum sollten sie mir denn wehtun?" – „Ja, weißt du, heute morgens hat der Papa gesagt: ‚Den Opa hab ich kräftig ums Ohr gehauen'!"*

4. Sprachbastelbücher: blühender Unsinn und heiterer Tiefsinn

Das klassische *Sprachbastelbuch* erschien 1975 und hat mit seinen witzigen, heiteren und gepfefferten Wortspielgebilden zahllose kleinere und größere Kinder zum spielerischen Umgang mit Sprache angeregt. Dreißig Jahre später wurde es in veränderter Form neu aufgelegt.

Es zeigt amüsant und anregend, was man mit Wörtern alles anstellen kann. Man kann sie reimen, schütteln, verdrehen, zerlegen und neu zusammensetzen, unter die Lupe nehmen – und dabei viel lachen und lernen. Es wurde für *Wortklauber und Satzbauer* von vielen Schriftstellerinnen geschrieben und von Rosa Maria Plattner herausgegeben.

Auch Christine Nöstlinger und Mira Lobe haben ihren Charme und Witz einbringen können. Mit vielen bunten Bildern und köstlichen Beispielen versehen, findet man blühenden Unsinn neben ernsthaften Einsichten. Es regt an, aufmerksam und spielerisch zugleich mit unserem wertvollsten Kommunikationsmittel umgehen zu lernen. Das Buch beginnt mit einem Rätsel:

Ich kenne ein besondres Ding:
sind viele andre Dinge drin.
Kann dick und riesig sein
und manchmal dünn und klein.
Hat Blätter und ist doch kein Baum.
Doch Halt!: Es kommt von Bäumen!
Ist voller Zeichen, voller Zauber,
ich will nichts versäumen!

Dann geht 's um seine Wirkung:

Es ist ein Ding und doch: Es lebt!
Schaut nur, wie 's unsre Stimmung hebt:
Es regt uns an zum Lachen, Spielen,
gehört nur mir und doch auch vielen! …
Es regt uns an zum Weiterdenken
und läßt sich immer gern verschenken.

Des Rätsels Lösung heißt Buch. Und weil die Sprache voll von Bildern und Metaphern ist, wurde das

Sprachbastelbuch mit vielen bunten Bildern ausgestattet. Für achtjährige und ältere Kinder enthält es vielerlei Sprach- und Wortspiele, die zum selber spielen anregen und den Zugang in das geheimnisvolle Reich der Sprache eröffnen.

Sehen wir uns einige Beispiele an. Worte kann man zerlegen und ungewöhnlich zusammenbauen. So wird aus der Nudelsuppe eine *Sudelnuppe*, aus Zuckertasse die *Tuckerzasse*. Im *Schüttelreimlied* heißt es dann:

Sind Würfel und Kegel und Karten knapp
Und auch kein Computer zum Spielen im Zimmer,
dann geht mir das gar nicht besonders ab,
dann spiel ich mit Worten – denn die hab ich immer.
Luderreiberl, Lokoschade
Springelriel und Larmemade
Wegenretter, Tonnensage
Bärchenmücher, Plückenmage …

Achtet man auf den Klang von Silben und Worten, kann man entsprechend klingende Zahlen statt der Buchstaben verwenden. Und im Gedicht *Schulalltag* kann man dies amüsiert lesen:

Mit 9-malklugen,
mit 7-schläfern,
mit 1-silbigen,
mit 1-faltspinseln …
gingen alte Sch8eln
die bis Mittern8 w8chen
und l8en und l8en.

Gegenstände werden abgebildet, die es gar nicht gibt und doch gibt, etwa *Rotzlöffel*, *Nahrungskette* und viele andere. Man wird angeregt, ein *Ei-Wörter-Spiel* zu machen, also Worte zu suchen, in denen sich ein Ei befindet: Hühner-ei, Blödel-ei, Wortklauber-ei ...

Ohne Schimpfwörter kann man es einfach nicht aushalten. Sie sind wichtige Lebensmittel, manchmal sogar Überlebensmittel. Dabei werden vor allem die Tiere mißbraucht: *blöder Hund, dumme Gans, alter Affe, dummes Kamel usw.*

Hier findet man aber zur Abwechslung Schimpfwörter aus der Pflanzenwelt. Die Benützung eines Pflanzenbestimmungsbuches kann da gute Dienste leisten. Also: *Du kriechender Günsel! Du gewöhnliches Ferkelkraut! Du filzige Schafgarbe! Du Teufelskralle! Du Hundswurz! Du krummer Fuchsschwanz! Du filzige Klette! Du Eselsdistel! Du Flattergras! Du Faulbaum! Du Hungerblümchen! Du Wucherblume!* Da fällt einem auf, daß auch bei Pflanzennamen häufig Tiernamen vorkommen. Sie sind schließlich unsere nächsten Verwandten.

Es gibt überhaupt viele Tiervergleiche in der Sprache, keineswegs nur bei den Beschimpfungen. Sehen wir uns einige an: *vergieß keine Krokodilstränen, da lachen ja die Hühner, er ist das schwarze Schaf der Familie, das geht auf keine Kuhhaut, das ist affengeil!*

Man wird auch darauf aufmerksam gemacht, was man mit Körperteilen alles sagen kann, die reichlich in der Sprache herumfliegen.

So wird deutlich, daß die ursprüngliche Sprache weithin aus der Körpersprache entstanden ist: *schöne Augen machen, ein Auge zudrücken, die Nase rümpfen, den Eltern auf der Nase wie eine lästige Fliege herumtanzen, die Nase überall hineinstecken, sich die Nacht um die Ohren schlagen, ganz Ohr oder Auge sein, den Mund halten, auf den Mund gefallen sein oder den Mund vollnehmen.*

In den vielen *Redewendungen* geht es sehr anschaulich zu: *aus allen Wolken fallen, wieder auf die Beine kommen, in die Hände spucken, sich selber bei den Ohren nehmen.* Das da kann schon mal passieren: *Obwohl er mit Händen und Füßen redet, hat nichts Hand und Fuß, was er sagt.*

Die Sprache ist voll von Bildern, die man wieder phantasievoll ins Bewußtsein heben kann. Daraus ergeben sich erstaunliche Einblicke in die bunte und anschauliche Sprachwelt: *vor Wut kochen, den Faden verlieren, durch ein Buch gefesselt werden.* Das animiert dazu, selber nach solchen Redewendungen zu suchen. Staunend wird einem bewußt, wie blumig und bildhaft die Sprache ist.

Man kann auch ungewöhnliche *Wortketten* basteln. Das macht richtig Spaß und belebt Phantasie und Sprachgefühl. Zwei Beispiele: *So! So hör doch! So hör doch auf! So hör doch auf mich! So hör doch auf, mich zu nerven!*

Und das hätten alle Kinder gerne:

Sie schlägt.
Sie schlägt David.
Sie schlägt David in den Ferien.
Sie schlägt David in den Ferien keinen Wunsch ab.

Es ist für das Selbstwertgefühl enorm wichtig, daß man sich nicht nur mit denen vergleicht, die reicher, schöner, gescheiter und mächtiger sind. Weil keiner alles können kann, soll man sich nicht kaputt vergleichen, sondern neben seinen Schwächen auch seine Stärken entdecken und beachten. Dazu gibt 's ermutigende Übungen:

Der Biber, der kann Dämme bauen und ist zu Recht darauf sehr stolz ... Doch geht 's darum, ein Lied zu singen, dann läßt der Biber völlig aus ... Die Lerche kann fantastisch singen, so schön, daß man es fast nicht glaubt ... Doch kann sie keine Lasten tragen, ein Koffer wär ihr viel zu schwer. Beim Übersiedeln, hört man sagen, hilft regelmäßig ihr der Bär.

So heißt es am Schluß dieses Gedichts konsequent:

Findet man dich unperfekt,
spür, was wirklich in dir steckt,
und denk im übrigen daran,
daß keiner alles können kann!

Schließlich werden auch einige *Silbenverwirrspiele* zur Anregung für eigene Kreationen angeführt. Beispielsweise ein komisch verfremdeter Aufsatz über einen Wandertag:

Letzten Wittmoch hatten wir Tanderwag – einen tanzgägigen. Ein großer Beiserus brachte uns nach Seuniedel am See ... Der Witzelschnirt hatte einen Kund, eine Hatze und ein Schwermeinchen, mit denen wir im Ganischarten spielen durften ... Ich hatte einen leichten Stonnensich, einen Bonnensrand ... Drotztem: Jeder Tanderwag ist lir mieber als ein normaler Tulschag.

Der kreative Kinderbuchautor und Schriftsteller Georg Bydlinski läßt ein Schulkind auf dem Schulweg dieses völlig verrückte, phantasiereiche und lustige Lied singen:

Wenn die Pferde auf den Blüten
sitzen und dort Eier brüten,
wenn vor lauter dicken Dackeln
alle Pflastersteine wackeln,

wenn der Pfarrer, ganz erledigt,
in der Badehose predigt,
wenn an heißen Wintertagen
Purzelbäume Äpfel tragen,
wenn Frau Schmidt das Meer verschluckt
und ins Goldfischgläschen spuckt,
wenn es einen Schneefrosch gibt,
eine Maus, die Katzen liebt,
einen Lift im Schneckenhaus –
dann erst fällt die Schule aus!

5. Blödeln belebt die Sinne

Zum Themenbereich der Sprachspiele gehört natürlich auch das Blödeln mit seinen vielfältigen Formen und Facetten. Besonders auf den letzten Seiten dieses Kapitels haben wir uns schon anschaulich damit befaßt. In meinem Buch *Witz und Humor – Vitamine einer erotischen Kultur* habe ich mich ausführlicher mit diesem köstlichen Phänomen beschäftigt und auch viele Beispiele angeführt.

Das weite Land des Blödelns, vom Flachland des Schweinigelns bis in die Hochgebirgsregionen der Blödelkunst, entzieht sich listig einer Definition. Das Wort Blödeln ist zwar österreichischen Ursprungs, aber längst im gesamten deutschen Sprachraum gebräuchlich. Und die Tätigkeit des Blödelns ist natürlich international verbreitet.

Es ist offensichtlich, daß das Blödeln die moderne Literatur sehr angeregt hat. Gute Schriftsteller haben ein erotisches, ein spielerisch-ernstes Verhältnis zur Sprache und oft auch zum Leben. Und daher hat Literatur viel mit dem Spiel mit Worten und Gedanken, also auch mit Blödeln zu tun. James Joyce, Ernst

Jandl, Johann Nestroy, Christian Morgenstern und Hans Weigel hatten einen ausgeprägten Sinn fürs Blödeln. Ein Beispiel von Nestroy: *Meine Geduld setzt den Hut auf, und ich seh' s' völlig nach 'n Stock greifen, mir scheint, sie geht aus.*

Beim Blödeln werden die üblichen Regeln des Verstandes, wird der Zwang zum logischen, vernünftigen Denken – vorübergehend – aufgehoben. Die Verpflichtung zum vernünftigen und ernsthaften Denken geht auf Kurzurlaub. Blödeln ist ein Tun-als-Ob, ein Spiel. Das unterscheidet es vom puren Unsinn oder Blödsinn. Zweifellos ist das Blödeln eine Art Urlaub vom oft erdrückenden Ernst des Lebens, ist Regression in die Kinderzeit. Blödeln kann schwachsinnig, absurd und albern, aber auch höchst geistreich und kreativ sein. Und es löst erholsames, befreiendes und herzerfrischendes Lachen aus.

Seit es Menschen gibt, wird auch geblödelt. Und je mehr der Ernst herrscht, desto mehr sollte auch geblödelt werden – in jeder Kultur anders, in jeder Subkultur anders. Hans Weigel, der mit Friedrich Torberg und anderen Schriftstellern und Künstlern gemeinsam gerne geblödelt hat, definiert dieses köstliche Sprachspiel so:

Blödeln ist unfahrplanmäßige Entdeckungsreise zum Sinn auf dem Weg über den Unsinn, Doppelsinn, Nebensinn. Blödeln ist höherer Blödsinn, Blödsinn, welcher im Idealfall derart erhöht wird, daß er nicht mehr blöd und nur noch Sinn ist – Unsinn zum Zweck der Überwindung des Unsinns.

Und Hans Weigel hat das leider schon vergriffene Büchlein *Blödeln für Anfänger* verfaßt, versehen mit Zeichnungen von Paul Flora. Das ist eine köstliche und beispielsreiche Einführung in die Kunst des Blödelns. Es regt an, sich dem Blödeln hemmungslos hinzugeben und wieder zum Kind zu werden. Hans Weigel war ein bedeutender Schriftsteller – und ein großes Kind. Weigel beschreibt das Blödeln als Fest:

Dem echten Blödler ist das Blödeln nicht Alltag, sondern Fest, er entweiht es nicht durch übermäßigen Gebrauch, er weiht sich der hohen Übung nur im Einklang mit Gleichgesinnten bei passendem Anlaß.

Ein Blick in die etymologischen Wörterbücher erhellt die Bedeutung von blöde und Blödeln. Blöde heißt bekanntlich dumm, schwachsinnig. Im 9. Jh. trug das Wort „blodi" die Bedeutung träge, schwach. Im Mittelhochdeutschen heißt blöde gebrechlich, schwach, zaghaft, furchtsam und eingeschüchtert sein. Erst im 18. Jh. entstanden die Worte *blödsinnig* und *Blödsinn*. Damals wurden auch folgende Wortkombinationen geläufig: *Doppelsinn, Eigensinn, Leichtsinn, Scharfsinn, Tiefsinn, Unsinn, Wahnsinn und Widersinn*. Alle diese Sinne braucht man fürs Blödeln!

Erst seit dem 19. Jh. gibt es das Wort *blödeln* mit der Bedeutung: bewußt Unsinn reden, sich erkühnen. Sich entblöden heißt: die Scheue ablegen. Blödeln bedarf also eines gewissen Mutes, oft Übermutes. Wer blödeln kann beweist, daß er den Mut und die Stärke besitzt, schwachsinnig sein zu können ohne es zu sein.

Eine psychologische Voraussetzung für das Blödeln ist die Fähigkeit zur *Regression im Dienste des Ich*, eine Wortprägung des Psychoanalytikers Ernst Kris. Regression meint wörtlich *Zurückwachsen*, und setzt voraus, daß frühere kindliche Seelen- und Geisteszustände in den Jahresringen der Seele aufbewahrt sind.

Durch diese Rückkehr in die infantilen Seelen- und Geisteszustände gewinnt die Kindlichkeit und Verspieltheit wieder Spielraum. Das ist für die psychische Gesundheit und Erholung von den Anstrengungen des Lebens ebenso notwendig wie für alle kreativen Prozesse. Ein besonders schönes Beispiel für diese höchst gesunde Form der Regression ist das erotische Liebesspiel.

Helmut Kratochvil blödelt facettenreich gegen die herrschende Sprachverödung und die bürgerlich-akademische Sprachverblödung. Sein Buch über *Sprachgeschwüre* ist ein zum gescheiten Blödeln höchst anregender Wörter-See! Blödeln setzt einen kreativen Geist voraus. Das brachte der Literaturnobelpreisträger Heinrich Böll auf den Punkt: *Albernheit – man muß Geist haben, bevor man ihn aufgibt.*

So hat Kratochvil einige Fremdworte eingedeutscht: *Allrounder – ein rundum dicker Mensch; Deserteur – Nachtischkoch; Fastfood – beinahe Eßbares; Festplatte – opulentes Gedeck; Ulkus – Scherzbold; Primarius – Stationsvorstand.*

Weiter schlägt er ironisch vor, die Anglifizierung der deutschen Sprache voranzutreiben: statt *hinterhältig* empfiehlt sich *afterholding,* statt *vorübergehend agowalking.* Und *Hinterweltler sollte man behindforester* nennen. Und vieles mehr. Keine Frage: *Nordic walking* klingt einfach besser als *Steckenhatschen.*

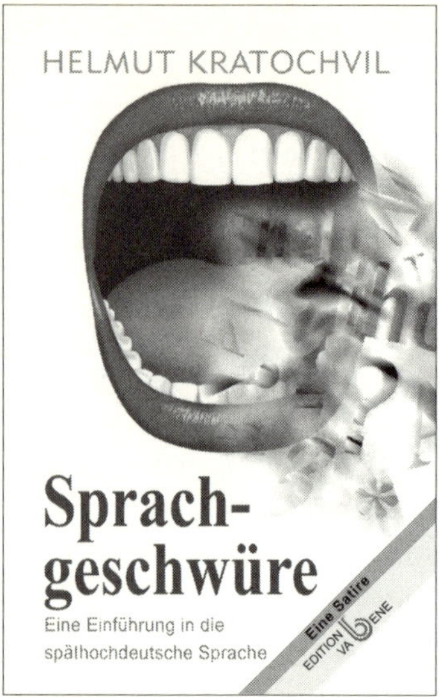

Reihe: „Eine Satire“
Helmut Kratochvil
Sprachgeschwüre
Eine Einführung in die
späthochdeutsche Sprache
mit vielen Illustrationen des Autors
144 Seiten, Format 12 x 19,5 cm
broschiert
ISBN 978-3-85167-236-7
€ 19,80

In umfangreichen, minutenlangen Forschungsarbeiten kam der Autor zu dem Schluß, daß es sich bei der deutschen Sprache um eine siechende, also verreckende Sprache handelt – daher der Begriff: „späthochdeutsche Sprache“. Um jenen so bedeutenden Forschungsarbeiten nachzukommen, gründete er das, nur aus ihm bestehende „Institut für siechende Sprachen“. Das vorliegende Buch soll den geneigten Leser über die gleichermaßen kryptisch-mysteriösen wie finster-umtriebigen Erscheinungen aufklären, die zum Dahinwelken unserer so ausdrucksstarken Sprache geführt haben. Der Verfall einer Sprache ist nicht selten die Begleiterscheinung eines allgemeinen kulturellen wie zivilisatorischen Niedergangs. Im vorliegenden Buch ist unter anderem von der dominanten medialen Beeinflussung durch die schlichte Kultur eines großen transatlantischen Landes die Rede, die in weiten Teilen der Welt sklavisch-äffisch kopiert wird, sowie von der alle Gehirne verätzenden Wirkung der Werbung. Weiter werden dem Leser umfangreiche Vorschläge angeboten, wie er die Restbestände seiner Muttersprache erweitern und von völlig neuen Seiten betrachten kann.
Sollte der Leser nach dem Studium des vorliegenden Buches – vor Schrecken schlotternd – selbiges zuklappen und – von Grauen gebeutelt – sich abwenden, möge er sich mit dem Gedanken trösten, daß alles nur noch schlimmer werden kann … und auch kommen wird.

3. Lachen mit und ohne Grund – ist erheiternd und gesund

Jetzt lade ich Sie, liebe Leserin, lieber Leser, zu einer Wanderung in die weite und köstliche Welt des Lachens ein. Ich werde zahlreiche Facetten dieses spitzbübischen Phänomens kurz beleuchten und dem tierischen Ernst ein Schnippchen schlagen. Lachen ist nämlich nicht lächerlich – ganz im Gegenteil. Lachen ist gesund, befreiend, lockernd und eines der wichtigsten Lebensmittel. Es wurde sogar schon heiliggesprochen – von einem jüdischen Weisen und von Friedrich Nietzsche.

Es sind die Mütter, die das Lachen entdeckt haben, indem sie mit viel Fingerspitzengefühl ihre Säuglinge gekitzelt haben. So hat sich das Lachen auf die ganze Welt ausgebreitet. Und alle *kitzlichen Sachen* löst man am besten mit Lachen! Das gilt für den Alltag ebenso wie für Psychotherapeuten, Mediatoren und Konfliktmanager. Denn Lachen schafft Nähe zu Menschen und Distanz zu Problemen. Es fördert die Balance zwischen Anstrengung und Entspannung. Da muß man allerdings Lachen, Lächeln und Grinsen unterscheiden. Weiter werfen wir einen Blick auf die mittelalterliche Lachkultur und die Entstehung des Clowns.

Nach einer kurzen Betrachtung der verschiedenen Arten – und Unarten – des Lachens sehen wir uns die erheiternde Welt des Lachyoga an. Auch Lachen ohne Grund ist gesund.

Das bestätigen Erkenntnisse der modernen Lachwissenschaft, der Gelotologie. Lachen wirkt psychosomatisch und sozial entspannend, befreiend und erheiternd. Es läßt unsere Kindlichkeit fröhliche Urstände feiern.

Weiter machen wir noch Ausflüge in die weithin düsteren Seelenlandschaften der Philosophie und Theologie. Auch dort gibt es heitere Länder des Lachens neben tierisch ernsten Territorien mit Jammertal-Bewohnern. So saß dem großen und heiteren Aufklärer Immanuel Kant der Schalk im Nacken – was die ernsthaften Lehrbücher der Philosophie verschweigen. Kant hat kritisches Denken ebenso wichtig gefunden wie die Pflege von Heiterkeit und Lachen. Seine kleine Philosophie des Lachens fördert alle (!) Formen der Verdauung und schickt jeglichen tierischen Ernst in die Hölle selbstverschuldeter Unmündigkeit.

Die abendländische Philosophie wurde durch Platon, der furchtbar ernst gedacht und gelebt hatte, stark beeinflußt. Das Lachen hatte er leider sehr negativ eingeschätzt. Dagegen hat ein besonders gescheiter Zeitgenosse von Sokrates, nämlich Demokrit von Abdera, eine Philosophie der Heiterkeit und des Lachens verbreitet.

Und selbst im ernstesten Stand, bei den Kirchenleuten und Theologen, gibt es heitere Gesellen und Freunde des Lachens. Zwar haben die maßgebenden Kirchenmänner das Lachen verachtet, verboten, verfolgt und eine Jammertaltheologie gepredigt. Aber das Volk Gottes und so manche ihrer Seelsorger blieben auf weiten Strecken gesund und lebensfroh. Sie haben Lachen, Heiterkeit und Humor als göttliche Geschenke geschätzt und gepflegt. Schließlich wird das Christentum auch als Frohe Botschaft verstanden.

Lachen ist nicht lächerlich

Allein schon wegen seines hohen Alters verdient das Lachen unseren Respekt. Es ist nämlich viel älter als der aufrechte Gang oder die Sprache – etwa 10 Millionen Jahre! Auf die beiden sind wir stolz, okay. Aber warum nicht auch auf das Lachen? Warum wird es so wenig geachtet und gepflegt? Warum wird es so oft verachtet? Ist der feierliche Ernst nicht viel lächerlicher als die Gabe des Lachens mit ihren vielfältigen Formen der Befreiung, Entspannung und Erheiterung?

Leben ist Bewegung – Tod ist Erstarrung. Und Lachen bringt den ganzen Menschen in Bewegung, leiblich, emotional, geistig und sozial. Lachen ist Bewegung. Wer festsitzt, geistig, emotional oder körperlich, wird krank. Wer genügend Bewegung macht, gelangt in einen vergnüglichen Seelenzustand. Lachen ist Seelenjogging.

In freier Wildbahn kitzeln Schimpansenmütter ihre Kinder, und diese geben dann glucksende Geräusche von sich – eine frühe Form des Lachens bei unseren Vorgängern. Einst hat Charles Darwin erkannt, daß die Form des Mundes während des Lachens, die Lachfaltenbildung unterhalb der Augen und die eigenartige Lautbildung charakteristisch *für einen vergnüglichen Seelenzustand bei verschiedenen Arten von Affen* sind. Und Konrad Lorenz stellte ernüchternd fest: *Der Übergang vom Affen zum Menschen – das sind wir.* Das macht doch bescheiden und nachdenklich, oder?

Der Literaturnobelpreisträger Henri Bergson hat in seinem heiteren philosophischen Buch über *Das Lachen* erkannt, daß diese köstliche und tröstliche menschliche Gabe unbegreiflich ist. Der Zugriff der stolzen Vernunft kann das Lachen nicht fassen. Das Lachen, so sagt er, *gleitet davon, verschwindet, taucht wieder auf: eine einzige spitzbübische Herausforderung an die philosophische Spekulation.*

Das Lachen heiligsprechen?

Es gibt eine köstliche jüdische Geschichte, in der das Lachen heiliggesprochen wird: *Eines Tages traf Rabbi Baruka den Propheten Elias am Marktplatz. Dort gab es jede Menge Obst, Gemüse, Blumen, duftende Gewürze – und eine große und bunte Menschenschar. Da fragte der Rabbi den Propheten, wer von diesen vielen Menschen dereinst wohl ins Himmelreich kommen würde. Elias ließ seinen Blick lange Zeit über das bunte Treiben schweifen und sagte dann: „Dort drüben sind zwei Männer mit lachenden Gesichtern. Diese beiden werden in den Himmel gelangen, alle anderen nicht." Neugierig ging der Rabbi zu diesen beiden und fragte sie: „Warum lacht ihr?" – „Wir sind Clowns", antworteten sie. – „Und was macht ihr als Clowns?" – „Nu, wir wollen die Traurigen erheitern, und wenn zwei sich streiten, versuchen wir, sie wieder miteinander zu versöhnen!"*

Diese beiden lachenden Clowns werden für die Aufheiterung, verbunden mit dem Trösten von Trauernden und dem Versöhnen von Streitenden, durch ewige himmlische Freuden belohnt – ein schöner und in christlichen Breiten eher seltener Gedanke!

Auch Friedrich Nietzsche läßt seinen Zarathustra sagen: *Das Lachen sprach ich heilig: ihr höheren Menschen, lernt mir – lachen!* Vermutlich meinte er damit befreiendes Lachen, das den *Geist der Schwere* überwinden und alle Bedrücktheit mal weglachen kann. Und er weiß auch, daß das Lachen ein Trost sein kann, um die vielen Widrigkeiten des Lebens etwas erträglicher zu machen: *Nur der Mensch leidet so qualvoll in dieser Welt, daß er gezwungen war, das Lachen zu erfinden.*

Eine der höchsten Formen des Lachens besteht im Lachen über sich selber als Ausdruck heiterer Selbstdistanz. Auch dazu hat Nietzsche Gescheites zu sagen: *Über sich selber lachen, wie man lachen müßte, um aus der ganzen Wahrheit heraus zu lachen, dazu hatten bisher die Besten nicht genug Wahrheitssinn.*

Lachen ist aber nicht gleich Lachen. Das haben wir alle schon erfahren: Lachen kann ermutigend, wohlwollend, freundlich, erfrischend und befreiend sein. Doch es kann auch entwertend, grausam, teuflisch, gehässig, ja tödlich sein. Aber wie hat denn das Lachen begonnen?

Die Mütter haben das Lachen entdeckt!

Ganz im Gegensatz zur patriarchalischen abendländischen Grundhaltung verbeugt sich der Germanist Rainer Stollmann vor den lebenspendenden und lachen machenden Müttern: *Das Kitzeln haben die Mütter erfunden und dabei in ihren Kindern das Lachen entdeckt, das sich von diesem sozialen Ort aus über die ganze Gesellschaft verbreitet hat.*

Warum kitzeln Mütter ihre Kinder? Es macht Spaß, ist ein lustvolles Spiel. Der ganze Leib spielt kurz verrückt und schüttelt sich vor Lachen. Nach Freud ist das mit *Organlust* verbunden – ein witziges Wort. Kitzeln löst kurze Zeit auch Angst und Schrekken aus. Es ist etwas zwischen Schlagen und Streicheln. Von Fremden läßt sich kein Baby kitzeln, da weint und schreit es. Aber bei der vertrauten Mutter ist das schön. Da wird der kurze Schrecken lustvoll weggelacht, ab-gelacht. Es besteht keine Gefahr – im Gegenteil! Die Befreiung von Angst wird freudig gefeiert.

Wird ein Säugling gekitzelt, quietscht er vergnüglich und lacht. Eine körperliche Berührung kann das Lachen ebenso auslösen wie später der Kitzel komischer Gedanken oder Situationen. Beide Berührungen lösen gemischte Gefühle aus. Arthur Koestler deutet das Kitzeln als *Liebkosung in leicht aggressivem Gewand*, so nach dem Motto: *Mach mir nur ein klein wenig Angst, damit ich es genießen kann, keine Angst mehr zu haben.*

Ein kleiner Schrecken ist also immer im Spiel des Kitzelns. Auch der Psychoanalytiker Theodor Reik machte auf diese Spannung aufmerksam: *Ich glaube, der Gesichtsausdruck des Lachens war ursprünglich das Ergebnis einer Erleichterung nach einer ängstlichen Spannung. Diese plötzliche Veränderung spiegelt sich in unseren Muskeln wider.*

Wenige Monate nach der Geburt lacht der Säugling herzhaft beim *Kuck-Kuck-da-Spiel*, etwa mit der Mutter. Auch damit ist ein kleiner Schreck verbunden, aber er erweist sich als unnötig und löst großes Vergnügen, schallendes Gelächter und herzhaftes Kichern aus. Die Stimme der vorerst nicht sichtbaren Mutter löst Angst und einen kleinen Schrecken aus, und das plötzliche Auftauchen der vertrauten Mutter löst die Spannung und bewirkt Lachsalven der Erleichterung und Erheiterung. Dieses Zusammenspiel von Schrekken und Erleichterung spielt beim Lachen fast immer eine wichtige Rolle.

Kinder lachen noch hemmungslos und herzhaft vor lauter Lebenslust – mit und ohne Grund. Mit Kindern und von Kindern kann man immer wieder mal herzhaft lachen lernen – und die eigene Kindlichkeit spüren und entfalten. Aber der Ernst des Lebens überwuchert uns, und das Lachen wird immer stärker unterdrückt, erstickt und entwertet. Zum Glück ist Lachen hochgradig ansteckend und rundum entspannend. Denn lachen, tanzen, singen lassen Endorphine springen. Es ist köstlich, wenn das Alltagsgrau durch Lachen erhellt wird, weil die Glücksbotenstoffe aktiviert werden.

„Kitzliche Sachen" löst man am besten mit Lachen!

Es ist interessant, daß man schwierige Konflikte oder Probleme als *kitzliche Sachen* bezeichnet – die Sprache ist aufschlußreich. Alle *kitzlichen Sachen* verlangen Fingerspitzengefühl. Dabei sind immer widersprüchliche Gefühle im Spiel: Schrecken und Lust, Angst und Freude. Wenn Babies lächeln, werden sie unabhängig. Sie lösen sich von der Mutterbrust – gesättigt, gestillt und wohlig.

Wer Mutterwitz hat, kann gut und gerne lachen, denn gute Bemutterung fördert Unabhängigkeit, Selbständigkeit – eben Mutterwitz. Und diese Unabhängigkeit macht es leichter, mit den Konflikten des Lebens gut umzugehen, nämlich mit humorvoller Distanz. *Da muß ich noch meinen Witz befragen*, sagte Goethe angesichts einer schwierigen Entscheidung. Witz heißt ja ursprünglich Verstand, Wissen und Klugheit.

Und bei anderen kitzlichen Sachen, bei den vielen Problemen und Konflikten des Lebens, hilft das Lachen bei deren Bearbeitung, Entschärfung und Lösung. Lachen zeigt Befreiung an, sei es ein versöhntes oder ein schreckliches Lachen. Es befreit kurz aus leiblichen oder seelischen Gefahren und auch aus den Zwängen der Logik – etwa beim Blödeln und Herumalbern. Schon Darwin hat das erkannt: *Das Lachen scheint ursprünglich Ausdruck bloßer Freude oder reinen Glücks zu sein.* Aber es hat viele Schichten, es hat viele Gründe und Abgründe, die ich kurz beleuchten werde.

Lachen ist „Erbrechen von Luft" und lustvolle Entspannung

Lachen wird von mehr oder weniger intensivem Atmen begleitet. Ungewöhnliches, Überraschendes, Unerwartetes und Komisches läßt den Atem kurz stocken. Man schnappt nach Luft und atmet sie stoßweise aus. Seufzen wird von kräftigem Einatmen, Stöhnen von erleichterndem Ausatmen begleitet.

Goethe hat zum Spiel des Ein- und Ausatmens einen treffenden Vers geschmiedet: *Jenes bedrängt, dieses erfrischt, so wunderbar ist das Leben gemischt.* Beim Lachen atmet man den Schrecken aus. Diesen Prozeß hat Sandor Ferenczi, der erste Mitarbeiter Freuds, der sich ausführlich mit dem Lachen beschäftigt hat, kurz und bündig beschrieben: *Lachen ist erbrechen von Luft aus der Lunge, Weinen ist saufen von Luft.*

Beim Lachen überwiegt also das Ausatmen. Man schüttet sich aus vor Lachen, schlägt sich auf die Schenkel, brüllt vielleicht und lacht Tränen, weint also vor Lachen. Bei kräftigem Lachen verliert man die Fassung, wird von dem überwältigt, was unkontrollierbar herausströmt und uns schüttelt. Starke Gefühle, seien es Lust oder Schmerz, bewirken Weinen, Seufzen, Stöhnen und Schreien. Eine große Spannung muß da rausgelassen werden.

Lachen sieht schon so aus wie der Nachhall eines intensiven Kampfes: Lachend zeigt man die Zähne, der Leib zuckt, der Atem geht intensiv, die Stimme kann laut und schallend sein. Besiegt werden meistens ein innerer Gegner oder Feind, ein strenges Gewissen, starke Hemmungen, Tabus und Verbote.

Beim intensiven Erleben einer komischen Sache vermitteln die Gefühle zwischen Verstand und Leib. Die Bewegung des Hin und Her der Gedanken und Gefühle wird leibhaftig ausgedrückt. Ein Hin und Her von Anspannung und Entspannung ist grundlegend für den Prozeß des Lachens – leiblich ebenso wie geistig. Witzige Gedanken reizen die Nerven und bewirken entsprechende Muskelbewegungen. Was sich an lustvoller Spannung aufgebaut hat, muß ab-gelacht, hinaus-gelacht werden.

Lachen, Lächeln und Grinsen

Kitzeln und Lachen bilden die Basis für alle Arten von Lachkommunikation. Zunächst macht es Sinn, Lächeln, Lachen und Grinsen zu unterscheiden. Beim Lachen ist der ganze Leib beteiligt, beim Lächeln nur der Kopf. Ob beide Ausdrucksweisen unterschiedlichen Ursprungs sind, ist ungeklärt. Die Unterschiede in der Mimik des Lachens, Lächelns und Grinsens sind offensichtlich. Grinsen ist mit aggressivem Zähnezeigen verbunden und drückt Frechheit, Verlegenheit oder Grausamkeit aus.

Das Lächeln ist da geheimnisvoller, etwa das Lächeln des Buddha oder der Sphinx. Dieses Lächeln, so Freud, tritt zuerst beim gestillten und gesättigten Säugling auf, *wenn er eingeschläfert die Brust fahren läßt.* Das Lächeln des Buddha oder der gotischen Engelsfiguren ist Ausdruck der Freiheit von Bindungen an die Erde und die irdische Existenz. Lächeln ist rätselhaft, kann freundlich, verführerisch, verächtlich und vieles mehr sein. Als „keep smiling“ kann es auch eine käufliche Maske sein.

Schon ganz kleine Säuglinge lächeln und schlafen lächelnd ein, wenn sie gestillt, satt und zufrieden sind. Das ist offensichtlich ein angeborener Ausdruck für Entspannung und Wohlgefühl. Auffallend ist, daß Lächeln von der Entspannung jener Muskeln begleitet wird, die beim Saugen beteiligt sind. Es signalisiert: Der Hunger ist gestillt.

Das Lächeln von Kindern und Erwachsenen ist höchst nuancenreich. Das weltbekannte Lächeln der Mona Lisa ist und bleibt geheimnisvoll. Meistens bedeutet Lächeln Wohlwollen, Freude und Freundlichkeit. Aber auch Lächeln ist oft ambivalent, kann anzüglich, hämisch, ironisch und vieles mehr sein. Über viele harmlose Äußerungen des Kindermundes lachen oder lächeln wir, je nachdem, was sie in uns auslösen. Auch über so manche humorvolle Witze lächeln wir nur.

Lachen und Lächeln dienen von Anfang an der sozialen Kontaktaufnahme und Bindung. Wir Menschenkinder können seit etwa vier Millionen Jahren Lachen. Aber erst seit etwa zwei Millionen Jahren haben wir auch die Fähigkeit, unsere Gesichtsmuskeln so zu steuern, daß wir ein lächelndes oder lachendes Gesicht zeigen können. Wenn Babys lachen, suchen sie Zuwendung, verstärken sie den Kontakt. Deshalb ist Lachen auch hochgradig ansteckend, ähnlich wie Gähnen. In den ersten fünf Wochen reagieren Neugeborene mit Lächeln, wenn sie eine hohe Stimme hören. Etwas später wenden sie dem Gesicht die größte Aufmerksamkeit zu.

Die bäuerliche Basis der Lachkultur

Das Wort *Lachkultur* hat Michail Bachtin 1940 geprägt – in einer Situation, die gar nicht zum Lachen Anlaß gab. Er war nämlich unter Stalin nach Sibirien verbannt und sehr krank, als er sich intensiv mit *Rabelais und seiner Welt* beschäftigt und ein originelles Buch über die mittelalterliche Lachkultur geschrieben hat. Als Gefangener studierte er das befreiende Lachen bäuerlicher Gesellschaften, die leibhaftig und erdverbunden ihr hartes Leben bei heiteren Festen mit viel Lachen über die widerliche Obrigkeit gewürzt hatten – trotz allem. Und da feierte das Groteske fröhliche Urstände.

Denn schon jahrhundertelang hat die volkstümliche Lachkultur ihre Machthaberer und grausamen Unterdrücker und deren Ideologien und Hierarchien gründlich auf den Kopf gestellt und ausgelacht.

Für Bachtin war die vitale bäuerliche Heiterkeit mit Bewußtseinserweiterung verbunden, mit einem Sieg über Ängste und Engen: *Es war der Sieg über die Angst, den der Mensch des Mittelalters am Lachen besonders deutlich fühlte, Sieg nicht nur über die … Gottesfurcht und die Angst vor den Naturkräften, sondern vor allem Sieg über die moralische Angst, die das Bewußtsein fesselt, unterdrückt und verdunkelt.*

Und dieser Sieg macht eine neue Sicht der Welt möglich: *Dadurch klärte das Lachen das menschliche Bewußtsein und entdeckte ihm die Welt auf neue Art. Der Sieg war zwar flüchtig, den Festtagen vorbehalten, ihm folgte aufs neue der Alltag der Unterdrückung, doch entstand aus den festtäglichen Lichtblicken … eine andere, inoffizielle Wahrheit über die Welt und den Menschen, die das Selbstbewußtsein der Renaissance vorbereiten half.*

Übrigens hat auch der Clown bäuerliche Wurzeln. Das Wort stammt vom lateinischen „colonus“ und bedeutet Bauer. Im späten 18. Jh. trat dann im Zirkus der englischen Kunstreitergesellschaft Hyams regelmäßig Claude, der Bauer, französisch Colon, verballhornt zu Claune, als Wurstel auf. Daraus entstand der englische Begriff Clown, der sich seit etwa 1850 als Bezeichnung für den Manegekomiker eingebürgert hatte.

Die derbe mittelalterliche Lachkultur wurde besonders von Rabelais, Shakespeare und Till Eulenspiegel in die Literatur aufgenommen. Damit waren Denken und Lachen innig miteinander verbunden. Seit dem späten 18. Jh. entfaltete sich die bürgerliche Lachkultur, und ihr wichtigstes Medium wurde die Textsorte Witz. Der Witz ist wie eine Art Käfig, den die Vernunft der Lust am Unsinn und Lachen erlaubt, trotz wachsender Ernsthaftigkeit in der aufkommenden Industriegesellschaft. Der Witz ist städtisch, kurz und diszipliniert. Die derben Späße der bäuerlichen Lachkultur wandern in den Untergrund – und tauchen immer wieder mal auf, etwa bei ausgelassener Feststimmung oder in Biertischrunden.

Der Witz und das Groteske blühen besonders in Krisenzeiten, als Protest-, Lach- und Überlebensmittel. Ein Beispiel dafür ist der urkomische *Brave Soldat Schwejk* von Hasek, eine großartige Groteske, die nach dem Elend des Ersten Weltkriegs entstanden ist. Im heutigen TV-Humor dominieren zwei Weisen der Lachkultur, nämlich Groteskes und Witze.

Witz haben und Witze erzählen sind bekanntlich zwei verschiedene Sachen.

So hat der jüdische Witz auch viel Sinn für die Textsorte Witz, aber auch für alles Groteske – und überhaupt für den Witz und die Witzlosigkeit des menschlichen Lebens. Harald Schmidt und Stefan Raab etwa agieren wie moderne Hofnarren. Das Lachen läßt sich zum Ernst herab, nimmt ihn auf den Arm und hebt ihn auf – im doppelten Wortsinn: aufheben und bewahren gleichzeitig. So entsteht dann manchmal auch die Ernstheiterkeit des Humors.

Arten des Lachens

Es gibt viele Ursachen und Auslöser für das Lachen und somit höchst unterschiedliche Arten des Lachens.

Erleichterungslachen

Erleichterungslachen tritt auf, wenn sich ein Schrekken oder eine Gefahr in Nichts auflöst, gebannt und bewältigt wurde. Vielleicht war das brüllende Lachen einer Gruppe von Jägern, die ein gefährliches Tier erlegt haben, eine der frühesten Arten gemeinsamen Lachens – als Ausdruck eines Triumphes über einen gefährlichen Feind und Gegner. Die gefährliche Aktion ist beendet, und triumphierendes Lachen über den Sieg löst riesige Heiterkeit in der Gruppe aus. Eine beschwipste Biertischrunde, die über aggressive Witze brüllend lacht, erinnert an solches Verhalten. Aber manchmal bleibt einem das Lachen im Hals stecken, wenn der Schrecken zu groß oder die Situation zu makaber ist.

Schadenfrohes Auslachen

Das homerische Gelächter der Götter im Olymp ist ein uraltes Beispiel für aggressives und schadenfrohes Auslachen von Gegnern, Behinderten und Andersartigen. Erst viel später wurde ein harmloses und fröhliches Lachen stärker beachtet und geschätzt – über „Krüppel“ oder Ungeschicklichkeit wurde einst noch viel mehr gelacht als heute. Das Auslachen spielt natürlich immer noch eine große Rolle, besonders im Umgang mit Autoritäten und im Bereich der vielfältigen zwischenmenschlichen Konflikte.

Doch was spielt sich da ab, wenn Harald Schmidt frech in die Kamera blickt und political correctness ausreizt? Dagegen haben Dieter Hildebrandt und Werner Schneyder häufig ein ironisches Lächeln auf den Lippen, wenn sie Formen und Spielarten des herrschenden Schwachsinns entlarven. Und worüber macht Loriot lachen? Er nimmt das ganz gewöhnliche bürgerliche Privatleben auf die Schaufel. Grotesk wird das Alltagsleben seziert und als absurd und komisch dargestellt – eine heitere Verfremdung macht da lachen.

Lachen aus Überlegenheit

Thomas Hobbes meinte, daß wir vor allem aus Überlegenheit lachen: *Die Leidenschaft des Lachens ist ein plötzliches Hochgefühl, das entsteht, wenn wir in uns unverhofft eine Überlegenheit gegenüber der Schwäche eines anderen entdecken.* Es ist schon auffällig, daß es in allen Lachkulturen Dumme gibt, über die gerne gelacht wird. Heute wird die Schadenfreude manchmal durch eine Prise Mitgefühl abgeschwächt – aber keineswegs immer.

Die Witze über den Grafen Bobby sind dafür typisch. Bobby wird meistens als liebenswürdiger Dummkopf hingestellt, unschuldig wie ein naives Kind oder wie ein Narr lüftet er so manches Tabu. Der Psychoanalytiker Martin Grotjahn sagte zu den Graf Bobby-Witzen: *Wir identifizieren uns mit dem*

Kind und freuen uns an dem Narren, weil er das siegreiche Kind repräsentiert. Bei dem ist es genau so: Es werden Gegensätze in kindlicher Unschuld verbunden, nämlich Sex und Religion:

Graf Rudi trifft Graf Bobby am Freitag abends in der Wiener Kärntner Straße: „Hallo Bobby, was machst du denn hier?" – „Ich gehe in den Puff!" – „Ja, aber warum hast du dann dein Gebetbuch mit?" – „Na ja, es könnt schon sein, daß ich bis Sonntag bleibe!"

Das Lachen über einen tolpatschigen Clown oder über Komiker wie Charly Chaplin, Buster Keaton oder Karl Valentin hat viele Aspekte. Mitgefühl und Mitleid, eine Prise Auslachen und auch Bewunderung mischen sich in dieses Lachen. Je ungewöhnlicher, unerwarteter und verblüffender etwas ist, desto stärker reizt es zum Lachen.

Die Vehikel der Lachkulturen sind vielfältig. Da gibt es vor allen seit dem 19. Jahrhundert zunehmend die Textsorte Witz, Karikaturen, komische Geschichten, Komödien auf der Bühne, Comedy-TV und komische Filme und Sitcoms, manchmal mit künstlichem Lachen versehen. Die Witzrundengemütlichkeit in Gasthäusern wird seltener. Was einst für die Bewältigung gefährlicher Situationen wichtig war, wurde mehr und mehr zum Konsumartikel.

Lachen ohne Grund

Das Lachen des Lachyoga und in Lachclubs ist sozusagen ein grundloses Lachen. Es braucht keine Auslöser wie Witze, Gags und die vielen anderen Spielarten des Komischen. Es wird künstlich hergestellt, ist wie eine gymnastische Lockerungsübung, entspannt und erheitert enorm. Die körperlichen Vorgänge des Lachens bewirken Entspannung, Behagen und Heiterkeit.

Eigentlich wird auch bei diesem Lachen ein Feind besiegt, nämlich die übliche Hemmung, der tierische Ernst, das Haltungbewahren und immer kontrolliert Sein. Dazu bedarf es des Mutes, die gewohnte Zurückhaltung loszulassen und wegzulachen. Ernst Kris, ebenfalls Psychoanalytiker, weist auf die Hemmung hin, die zu einer Schutzpanzerung führen kann. Sie will uns vor dem Ausdruck starker Gefühle schützen: *Das Lachen überfällt und entwaffnet uns. Wer lacht ist schutzlos.* Das mag mit ein Grund dafür sein, daß es den meisten Männern schwerer fällt als den Frauen, sich einfach dem Lachen zu überlassen.

Lachen über Witze

Was die Textsorte Witz betrifft, gibt es ein unhaltbares Vorurteil: Witze, die man schon kennt, seien witzlos und nicht mehr zum Lachen. Sie zünden nicht mehr. Aber so stimmt das sicher nicht. Wenn sie nämlich in die Situation und Stimmung passen, kann man über sie immer wieder mal lachen. Gute Witze sind oft vielschichtig wie Gedichte, die man auch immer wieder mal lesen kann. Auch die Brandenburgischen Konzerte kann man oft und mit Genuß anhören – man lernt manchmal neue Aspekte kennen. Ein Witz wird ja von der Atmosphäre der Situation getragen.

Besonders Kinder genießen es, Märchen, Geschichten, Reime oder Lieder immer wieder zu hören – und bei uns Erwachsenen ist es nicht wesentlich anders. Es sei denn, wir leben nach dem tödlichen Motto: *Nichts neues unter der Sonne!* Dann werden unsere Gefühle allerdings flach. Dann gibt 's keinen Rausch des Augenblicks mehr – und das kann leicht passieren, wenn die eigene Kindlichkeit im tierischen Ernst ersoffen ist. Christian Morgenstern bedauert dies: *Er konnte nie über etwas lachen. Wie kann ein Mensch so verflachen!*

Lachyoga – Lachen ohne Grund ist entspannend und gesund

Ellen Müller hat die Lachyoga-Bewegung in Österreich eingeführt. Da geht 's ums Lachen ohne Grund. Sie hat 2008 auch ein heiteres, anregendes und mit vielen praktischen Übungen und Beispielen gewürztes Buch darüber geschrieben – mit dem schönen Titel *Zum Glück gibt es Lachen.* Denn Lachyoga fördert die Entfaltung unserer allzu sehr unterdrückten und entwerteten Kindlichkeit. Und selbst Lachen ohne Grund ermutigt und ermuntert uns, dem inneren Clown, dem Kind in uns, Spielraum, Lachraum und Freiraum zu geben. Diese Art der Lachkultur fördert nachweislich die Gesundheit von Leib und Seele, Geist und Gemeinschaft.

Lachyoga bewirkt ein wohlwollendes Lachen, vor allem gemeinsam in der Gruppe. Aber man kann auch allein lachen, vielleicht auch über sich selber. Ernsthaftigkeit und Verspannungen aller Art werden gemeinsam weggelacht, hinausgelacht, ausgelacht. In Gruppen wird etwa 30mal mehr gelacht als wenn man allein ist. Das liegt auch daran, daß Lachen hochgradig ansteckend ist. Dieses grundlose Lachen, das etwa ein Lachanimator durch „ha“ eröffnet, wird bald zu einem spontanen Lachen, wodurch sich alle buchstäblich miteinander vor Lachen zerkugeln.

Vermutlich hat Erich Kästner von Lachyoga wenig gewußt, aber das Wesentliche ahnte er wohl, wenn er sagt: *Es ist leicht, das Leben schwerzunehmen. Und es ist schwer, das Leben leichtzunehmen.* Anders gesagt: Trainier auch Lachen ohne Grund, sonst gehst du sehr leicht vor die Hund! Köstlich ist das folgende Gedicht über grundloses Lachen von Erich Kästner:

Kicherfritzen
Habt ihr das schon mal gemacht:
Ohne jeden Grund gelacht?
Na, wie steht 's, ich glaube sicher,
daß ihr dieses Lachen kennt,
das man allgemein Gekicher nennt.
Wie entsteht so etwas bloß?
Es entsteht nicht. Es geht los!
Eben noch tat keiner mucksen.
Fritz beginnt herumzudrucksen.
Paul hat sich parterre gesetzt,
denkt nichts Böses, hört sie juxen
und bekichert sich zuletzt.

Und jetzt wird es köstlich chaotisch:

Schließlich platzen sie vor Lachen.
Und sie meckern wie die Ziegen,
bis sie fast am Boden liegen.
Und sie finden es zu dumm!
Doch da läßt sich gar nichts machen,
und sie meckern, und sie lachen,
und sie wissen nicht warum.
Keiner sieht den andern an,
denn sonst würde es noch schlimmer.
Und das Kichern wird Gewimmer.
Mutter sitzt im Nebenzimmer
Und bleibt ernst, so gut sie kann.
Kichern strengt genauso an
Wie ein Tausend-Meter-Lauf.

Und so leise, wie 's begann,
hört es auf.

Lachyoga hat das Ziel, Lust auf Lachen zu machen. Dabei erfährt man die befreiende und entspannende Wirkung des Lachens auf allen Ebenen: leiblich, seelisch, emotional und sozial. Die Äußerung starker Gefühle wie Lachen und Weinen wirkt befreiend, reinigend und erlösend. Oft ist zuerst Trauerarbeit und Wutarbeit nötig, damit befreiendes Lachen „ausbrechen" kann – ausbrechen aus dem Gefängnis, das der tierische Ernst geschmiedet hat.

Durch den Abbau von Streß fördert Lachen die Gesundheit. Es bewirkt Heiterkeit, also Gelassenheit und Lebensfreude – trotz aller Misere, die unser Leben mit sich bringt. Auch grundloses Lachen hat eine ähnliche Wirkung wie spontanes Lachen über etwas Komisches oder geistreiches Lachen über einen guten Witz.

Die unbeschwerte Kindlichkeit bekommt dadurch Raum und bewirkt Heiterkeit, Geselligkeit und befreiendes Lachen. Die Übungen des Lachyoga, bei denen der Augenkontakt mit den Gruppenteilnehmern sehr wichtig ist, sind sehr lustvoll und entspannend. Sie heben die Stimmung, regen Spontaneität und Kreativität an. Sie sind wegen ihrer Intensität auch anstrengend. Nach spätestens 20 Minuten liegt man gesund entspannt flach.

Lachen hat viel mit der Entfaltung des inneren Kindes, des Clown in uns, zu tun: *Der Clown lehrt uns, wie wir über uns selbst lachen sollen. Und dieses unser Lachen wird aus Tränen geboren. Freude ist wie ein Strom: Sie fließt ohne Unterlaß. Das ist nach meinem Glauben die Botschaft, die der Clown uns zu überbringen versucht.* (Henry Miller)

Damit sich das durch Erziehung gehemmte Lachpotential entfalten kann, bedarf es der Übung und einer Grundeinstellung, die Nikos Kazantzakis in Alexis Sorbas köstlich zur Sprache bringt. *Jeder Mensch braucht ein bißchen Wahnsinn, sonst wagt er es nicht, seine Fesseln zu durchschneiden und frei zu sein.*

Man kann durchaus trainieren, seine inneren und äußeren „Hemmer“ zu überlisten und dem Lachzentrum in unserem kleinen Großhirn die Regie mal zu überlassen. Nach einiger Übung kann man auch der schlechten Laune fröhlich ins Gesicht lachen, wenn man sich zwischendurch eine Humorbrille aufsetzt und die Alltagswelt ungewöhnlich wahrnimmt. Da erscheinen dann manche Selbstverständlichkeiten urkomisch. Oscar Wilde' s Ausspruch wird wirksam: *Das Leben ist viel zu wichtig, um es ernst zu nehmen!*

Kindlich verrückt sein statt verrückt werden! Christian Morgenstern ermutigt und ermuntert zu diesem gesunden Verrücktsein, wenn er seine *Galgenlieder*, die er dem *Kind im Manne* gewidmet hat – die Frauen haben meistens eine bessere Beziehung zu ihrem inneren Kind – also beginnt:

Laß die Moleküle rasen, was sie auch zusammenknobeln!

Laß das Tüfteln, laß das Hobeln, heilig halte die Ekstasen!

Lachen fördert eine erheiternde Gedankenhygiene. Etwa so: *Ein Mann sitzt im Restaurant. Der Ober bringt ihm die Suppe. – Kurze Zeit später ruft der Gast verärgert den Ober und sagt vorwurfsvoll: „Herr Ober! Die Suppe schmeckt aber komisch!“ – Sagt der Ober: „Nu, warum lachen Sie dann nicht?“*

„Kann man sich öfters als zwei Mal halb tot lachen?“ fragt der Berliner Arzt und Kabarettist Eckart

von Hirschhausen. Man kann und soll es auch, sagt Oskar Blumenthal: *Nichts ist gesünder in der Welt als ab und zu – sich krank zu lachen.* Die Erfahrungen des Lachyoga bestätigen dies.

Einsichten der Gelotologie – der Lachwissenschaft

Werfen wir einen kurzen Blick auf die Ergebnisse der wissenschaftlichen Lachforschung, der Gelotologie. Neurologen, Immunologen, Ärzte, Sozialwissenschafter und Psychologen haben sich mit diesem vielfältigen Phänomen beschäftigt, aufschlußreiche Einsichten gewonnen und so manche uralte Weisheit bestätigt.

Wir Erdkrustenbewohner in der sogenannten Ersten Welt verlernen offensichtlich das Lachen: Vor wenigen Jahrzehnten wurde dreimal häufiger gelacht als heute. Wissenschaftler der Stanford University in den USA konnten unlängst nachweisen, daß uns das Lachen wirklich zu vergehen droht. Während Kinder noch durchschnittlich 400 Mal am Tag lachen, reduziert sich das bei Erwachsenen auf etwa 15 bis 20mal. Am wenigsten Anlaß zum Lachen gibt der Arbeitsplatz – etwa fünfmal am Tag wir da gelacht.

Der Moloch *Tierischer Ernst* ist offenbar epidemisch geworden – und mit ihm das Unglücklichsein, das mit den Worten *man muß zufrieden sein* kaschiert wird. Selbst die Kindlichkeit der Kinder wird zunehmend zerstört – etwa durch verrückte Formen der Frühförderung. Davon wird noch die Rede sein. Doch all das darf und muß man sich nicht gefallen lassen.

Auch wenn die junge Lachwissenschaft noch in den Kinderschuhen steckt und das vielschichtige und spitzbübische Phänomen Lachen keineswegs leicht wissenschaftlich zu untersuchen ist, gibt es viele Hinweise, daß eine uralte Weisheit stimmt: Lachen ist gesund. Denn intensives Lachen vertieft die Atmung, entspannt die Skelettmuskulatur, fördert die Durchblutung und wirkt wie eine Massage auf die Eingeweide, was für die Verdauung höchst gesund ist. Und Lachen fördert soziale Beziehungen, Gemeinschaft, Kontaktfreude und Lebenslust.

Weiter werden das Immunsystem gestärkt und der Hormonhaushalt wohltuend beeinflußt. Lachen erhöht durch die entspannende und ablenkende Wirkung nachweislich die Schmerztoleranz. Denn Schmerzen sind immer auch mit Verspannungen und mentalen Fixierungen verbunden. Wenn die Gedanken heller und die Gefühle heiterer werden, erweitern sich auch die Blutgefäße. Das Herz wird stärker durchblutet, entkalkt und sozusagen erfrischt. Es gibt das *herzerfrischende* Lachen. Intensives Lachen kann schon mal einen kräftigen Bauchmuskelkater bewirken.

Körperlicher und psychischer Streß werden abgebaut, und die berühmten Glückshormone erwachen zum Leben. Endorphin, Dopamin, Serotonin und Noradrenalin werden wegen ihrer einem Rauschgift vergleichbaren Wirkung als körpereigene Drogen bezeichnet, weil sie Wohlbefinden und Glücksgefühle auslösen. Das Wort Endorphin ist eine Abkürzung für *endogene Morphine*. Endorphine lösen Euphorie aus und dämpfen Schmerzen.

Die akademische Gelotologie und die moderne Hirnforschung bestätigen auch, was eine alte östliche Weisheit so ausdrückt: *Wir lächeln, weil wir glücklich sind, aber wir können auch glücklich werden, weil wir lächeln.* Selbst wenn wir bloß ein lachendes Gesicht aufsetzen, werden angenehme und positive Gefühle ausgelöst. Der umgekehrte Vorgang ist ohnehin klar.

Lachen ist also ein Elixier für ganzheitliche Gesundheit, Kreativität und Lebensfreude.

Nachdem der ganze Mensch lacht, wirkt sich Lachen auf alle Organsysteme aus. Und Lachen bewirkt vor allem Nähe zu Menschen und Distanz zu Problemen. Lachen kann mit Recht als Gesundheitsvorsorge mit Spaß bezeichnet werden. Denn häufiges Lachen fördert eine heitere Grundstimmung, die es leichter macht, gelassener mit den vielen Widrigkeiten des Alltags umzugehen.

Ein afrikanisches Sprichwort sagt: *Lachen reinigt die Seele, und wenn man lacht, bekommt man Lachen zurück*. Befreiendes und entspannendes Lachen fördert den Seelenfrieden. Und weil es hilft, Konflikte zu entschärfen, fördert es auch den sozialen Frieden bis hin zum Weltfrieden. Denn befreiendes, entspannendes Lachen ist der Todfeind jeder verbissenen ideologischen, körperlichen und emotionalen Starre. Tierisch ernste Fixierung auf Ideologien, Probleme, Konflikte und Bedürfnisse verträgt sich nicht mit Lachen.

Herzhaftes Lachen, verbunden mit intensiver Atmung, ist eine erfrischende Sauerstoffdusche für unser verstaubtes Großhirn und den ganzen Leib. Da kann und soll man von Kindern lernen. Gibt man der Kindlichkeit Raum, dann nimmt man sich Zeit fürs Blödeln, verbringt möglichst viel Zeit mit Kindern oder fröhlichen Menschen und ernährt die Seele auch ganz bewußt mit lustigen Dingen, seien es gute Witze, Kabarett, lustige Filme und andere komische, also zum Lachen reizende Dinge.

Ein chinesisches Sprichwort entlarvt die zu starke Unterdrückung von starken Gefühlen indirekt als krankmachend: *Wer viel lacht und viel weint, wird sehr alt*. Ein gesunder Mensch achtet auf die Kultur der Kindlichkeit. Disziplin, Frustrationstoleranz, Leistung und Anstrengung sind ebenso wichtig wie Spaß, Spiel und heiteres Vergnügen.

Die heitere Philosophie des Lachens von Immanuel Kant

Dem großen Philosophen der Aufklärung, Immanuel Kant, saß der Schalk im Nacken! Er war ein geselliger, humorvoller, launiger und freiheitsliebender Zeitgenosse – und kein trockener und pedantischer Elfenbeinturmphilosoph. Er liebte die geschmackvolle Fröhlichkeit seiner Tischgesellschaften über alles. Bei gutem Essen und edlem Wein wurde über Gott und die Welt debattiert, wurden Witze erzählt und viel gedacht und gelacht.

Kant hat mit seiner philosophischen Witz- und Lachtheorie auch einen wichtigen Beitrag zur Lachtherapie geleistet. Lassen wir uns seine tiefsinnigen und heiteren Einsichten in den Witz und das Lachen und deren psychosomatische und geistige Wirkung kurz durch den Kopf gehen.

Sein dankbarer Schüler Johann Gottfried Herder hat Kant so beschrieben: *Ich habe das Glück genossen, einen Philosophen zu kennen, der mein Lehrer war. In seinen blühendsten Jahren hatte er die fröhliche Munterkeit eines Jünglings, die, wie ich glaube, ihn auch in sein greisestes Alter begleitet. Seine offene, zum Denken gebaute Stirn war ein Sitz unzerstörbarer Heiterkeit und Freude; die gedankenreichste Rede floß von seinen Lippen: Scherz und Witz und Laune standen ihm zu Gebote.*

Ein anderer Zeitgenosse charakterisiert den großen Denker der Aufklärung so: *Sein Witz war leicht, lau-*

nig und sinnreich. Es waren Blitze, die am heiteren Himmel spielten, und er würzte durch ihn nicht allein seine gesellschaftlichen Gespräche, sondern auch seine Vorlesungen.

Verstand ist erhaben, Witz ist schön. Das war Kants These, der seine Philosophie als *Menschenkunde, Weltwissen und Weltweisheit* verstanden hat – und nicht als abgehobene Begriffsakrobatik. Er erzählte gerne Witze und benützte oft die achtbändige Witzsammlung des Berliner Hauptaufklärers Friedrich Nicolai: *Vade Mecum für lustige Leute.*

In seinem *Versuch über die Krankheiten des Kopfes* sagte er pointiert: *Der stumpfe Kopf ermangelt des Witzes, der Dummkopf des Verstandes.* Feierlicher Ernst und alles Gravitätische erschienen ihm komisch und lächerlich. Spaß und Scherz gehören wesenhaft zur menschlichen Natur: *Der Ernst und das Gravitaetische scheint dem Menschen nicht eigen zu sein. Ein witziger Kopf heitert eine ganze Gesellschaft auf; und ist ihr willkommen.*

Kants Lachtheorie hat eine besondere Beziehung zum Zwerchfell, das zwischen dem Oberleib und dem Unterleib liegt und auch von größter Bedeutung fürs Lachen ist. Durch Witz und durch Kitzeln wird das Zwerchfell in Schwingungen versetzt. Dadurch gerät der ganze Leib in einen konvulsivischen und vergnüglichen Zustand: *Der Gedancke, der beym Lachen ist, macht nicht fröhlich, sondern die innere Bewegung durch Lachen; es ist eine bessere Bewegung als Hölzer sägen und reiten.*

Es ist aufschlußreich, daß der angebliche Kopfmensch und geniale Kritiker der reinen und der praktischen Vernunft die leibhaftige Fröhlichkeit des Lachens so sehr geschätzt hat. Mürrischen Personen hat er das Lachen als ein Heilmittel empfohlen, *das zuträglicher sey als alle Arzeney. Unsere Seele denkt niemals allein, sondern im Laboratorium des Cörpers, es ist immer eine Harmonie zwischen ihnen beyden. So wie die Seele denckt, bewegt sie den Körper mit.*

Das freie und vergnügliche Spiel der Urteils- und Erkenntniskräfte schätzte Kant ebenso wie die reiche Welt der sinnlichen Empfindungen. Das faszinierende Zusammenspiel von Sinnlichkeit und Geistigkeit äußert sich vor allem im Lachen: *Es muß in allem, was ein lebhaftes erschütterndes Lachen erregen soll, etwas Widersinniges sein (woran also der Verstand an sich kein Wohlgefallen finden kann). Das Lachen ist ein Effekt aus der plötzlichen Verwandlung einer gespannten Erwartung in nichts.*

Zur Veranschaulichung führte er diesen Witz an: *Ein Kaufmann kehrt aus Indien mit viel Waren zurück, in denen sein ganzes Vermögen steckt. Aber das Schiff gerät in einen schweren Sturm und er muß alles über Bord werfen. Er grämt sich nun so sehr, daß ihm darüber in derselben Nacht die Perücke grau wurde.*

Das Lachen ist verbunden mit einem Wechselspiel von Anspannung und Entspannung, von Gemüts- und Körperbewegungen, vermittelt durch die Schwingungen des Zwerchfells. Im Oberleib führt dieses Spiel von An- und Entspannung zum ruckartigen Ausstoß der Luft durch die Lungen und nach unten geraten die *elastischen Teile unserer Eingeweide* in Schwingung.

Diese Bewegungen sind ebenso vergnüglich wie heilsam, wie Kant trocken feststellt: *Das beförderte Lebensgeschäft im Körper, der Affekt, der die Eingeweide und das Zwerchfell bewegt, mit einem Worte das Gefühl der Gesundheit ... machen das Vergnügen aus, welches man daran findet, daß man dem Körper auch durch die Seele beikommen und diese zum Arzt von jenem brauchen kann.* Lachen ist für die Verdauung hilfreicher als ärztliche Arzneien.

Allein zu essen, so sah es Kant, der gerne die Rolle des Gastgebers und Lachenmachers spielte, ist ungesund und mühsam. Dagegen bewirken Scherze und Witze bei Tischgesellschaften eine *wohltätige Erschütterung des Zwerchfells und der Eingeweide: wodurch der Appetit für die darauf folgende gesellschaftliche Abendmahlzeit geschärft und durch Gesprächigkeit gedeihlich wird.*

Das *Vernünfteln* ist anstrengend, und der reichliche Genuß von guten Speisen und anregendem Wein führt dazu, daß die Tischgesellschaft dem Spiel des Witzes sich hingibt: *So endigt die Mahlzeit mit Lachen, welches, wenn es laut und gutmütig ist, die Natur durch Bewegung des Zwerchfells und der Eingeweide ganz eigentlich für den Magen zur Verdauung, als zum körperlichen Wohlbefinden, bestimmt hat.*

Das Lachen gehört zur menschlichen Natur. Kant hat das Lachen über die vielen Narrheiten des Menschenlebens wärmstens empfohlen, insbesondere das Auslachen von gravitätischem Gehabe und feierlicher Ernsthaftigkeit. Im Narrenhaus der Welt dient Lachen offensichtlich der geistigen Gesundheit und Erheiterung. In seiner Philosophie des Lachens hat Kant die drei großen Theorien zur Erklärung des Lachens bedacht: das Lachen aus Überlegenheit, das Lachen über den Kontrast und Widersprüchliches, und das Lachen, weil sich eine Anspannung als unnötig erweist und deshalb ab-gelacht werden kann.

Lachen und Heiterkeit sind köstliche Gottesgaben

Vor 2000 Jahren sagte der heitere Gelehrte und Theologe Philon von Alexandrien: *Die wahre Weisheit ist nicht finster und düster, nicht voll Sorge und Bedenklichkeit, sondern im Gegenteil heiter und freundlich, voll Frohsinn und Freude.*

Denn humorvolles Lachen oder Lächeln bewirken Bewußtseinserheiterung und begleiten fast jede Bewußtseinserweiterung. Im Christentum geht es um Menschwerdung, und eigentlich handelt es sich um eine Frohbotschaft. Es ist schon komisch, daß der Teufel als der *Leibhaftige* bezeichnet wird, und der inkarnierte, fleischgewordene Christengott von *Geistlichen* in bloße Geistigkeit aufgelöst wird.

Die *Übernatürlichen*, also klerikale Machhaber und Kirchenmänner, haben sich leider als geschichtsmächtiger erwiesen und vieles, das zur göttlichen Natur des Menschen gehört, entwertet und verteufelt – auch das Lachen. Martin Luther sah in der *Traurigkeit* noch des *Teufels Instrument*. Daß das nicht gut gehen kann, hat Luther sehr deftig, geradezu psychosomatisch ausgedrückt: *Aus einem verzagten Arsch kommt kein fröhlicher Furz.*

In den Augen des großen evangelischen Theologen Karl Barth ist Theologie eine *fröhliche Wissenschaft.* Charakteristisch für die einseitige Ernsthaftigkeit in der Kirche ist der Ausspruch des Kirchenvaters Augustinus: *Die Menschen lachen und weinen. Und daß sie lachen, ist zum Weinen!* Doch Gott sei Dank gab und gibt es immer auch – oft von der Kirchenzentrale unterdrückte und verfolgte – Gegenströmungen, vor allem in den mystischen Bewegungen, in der Ketzergeschichte und natürlich im Fußvolk Gottes. Vor etwa 200 Jahren sagte Jean Paul, daß sich *im ernstesten*

Stand die größten Komiker finden, nämlich im Klerus. Ich denke, daß das heute nicht mehr so ist, obwohl es immer wieder heitere Originale gibt.

Kennen Sie den? *Der Pfarrer eröffnet den Gottesdienst mit den Worten: „Der Organist kann heute nicht spielen. Ich stimme daher das Lied an, und dann fällt die ganze Kirche ein."*

Also ist bei den Evangelisten zu lesen (z. B. Matthäus 18, 1–5): Einst war Jesus mit seinen Jüngern auf Wanderschaft. Als sie im Haus ankamen, fragte sie Jesus: *Worüber habt ihr unterwegs gesprochen?* Sie aber schwiegen verschämt, denn sie hatten darüber gesprochen, wer von ihnen der Größte (!) sei. Jesus wußte, was ihre Herzen bewegte. Deshalb rief er eines der in der Nähe spielenden Kinder zu sich, stellte es in ihre Mitte und sagte: *Wahrlich, ich sage euch: Wenn ihr nicht umkehrt, euren Sinn ändert und wieder werdet wie Kinder, könnt ihr nicht in das Himmelreich kommen.*

Denn kultivierte Kindlichkeit ist der beste Schutz vor destruktiven Allmachtphantasien und Größenwahn. Ein Beispiel: *Johannes Paul II. stirbt und kommt vor die Himmelstür. Er klopft an. Petrus öffnet und fragt: „Wer bist Du?" Da sagt der Papst energisch: „Ich bin der Unfehlbare!" – „Der Unfehlbare?" sagt Petrus, „da irrst du dich gewaltig. Der Unfehlbare wohnt seit ewigen Zeiten hier! Aber irren ist menschlich! Tritt ein!"*

Apropos männlicher Größenwahn: *Deutsche Bischofskonferenz. Zwei Bischöfe treffen sich im Pissoir und verrichten ein irdisches Geschäft. Da blickt der eine zum anderen und sagt: „Aber mein Bistum ist größer als deines!"*

Lassen Sie sich auch diesen auf der Zunge zergehen: Er legt das katholische Über-Ich in frommer und listiger Art gründlich aufs Kreuz: *Die verliebte Resi kniet vor dem Marienaltar und betet innig: „O Gottesmutter Maria! Du hast empfangen ohne zu sündigen! Gib, daß ich sündigen kann, ohne zu empfangen!“*

Humor – eine Gottesgabe

Einer der großen evangelischen Theologen des zwanzigsten Jahrhunderts, Helmut Thielicke, bezeichnet den Humor als *Gottesgabe*. Wegen seines Engagements im Widerstand gegen das Naziregime wurde Thielicke jahrelang mit Rede- und Schreibverbot belegt. Er fühlte sich als Gast auf einem schönen Stern: *Das Wissen um die letzten Dinge befähigte ihn, die vorletzten Dinge nicht n u r ernst zu nehmen, und machte ihn frei dafür, sich an den schönen Dingen des Lebens zu freuen.* Vor allem liebte er Geselligkeit und erzählte gerne Geschichten und Anekdoten. Seine Frau erzählte von ihm: *Er empfand Humor als eine Gabe Gottes und war der Meinung, Gott lache manchmal über die törichten Menschen ... (ja, er) zählte den Humor zu seinen Lieblingstugenden.*

Thielicke nahm das Lachen ernst und unter die Lupe: *Würden wir uns also weigern, über das Lachen nachzudenken, dann verweigerten wir zugleich die Frage nach uns selbst. Wer aber könnte das im Ernst wollen?* Denn sich mit dem Lachen zu beschäftigen heißt, sich mit dem Geheimnis des Menschseins zu befassen. Dieses grundlegende menschliche Thema ist sehr charmant. Die intensive Auseinandersetzung mit diesem Phänomen ist zugleich auch – bei aller Anstrengung des Begreifens – eine Lockerungsübung. Ein taoistisches Sprichwort bringt diese humorvolle

Grundeinstellung auf den Punkt: *Wenn du einen Satz geschmiedet hast, lerne darüber zu lächeln!*

Der große Historiker Hugo Rahner veröffentlichte 1948 ein blitzgescheites, theologisches und humorvolles Buch: *Der spielende Mensch*. Bis heute wird dieses geistreiche Werk kaum beachtet! Seine Gedankengänge betreffen vier Bereiche, die in ein intensives Zusammenspiel vertieft sind: der spielende Gott – der spielende Mensch – die spielende Kirche – das himmlische Tanzspiel. Er entwirft auf nur 79 Seiten eine Theologie des Spiels, eine Theologie des Tanzes und eine Theologie des Humors. Das klingt ungewöhnlich und ist es auch.

Hugo Rahner bezeichnet den Humor als *Ernstheiterkeit*! Denn echter Humor entsteht aus der Integration von Gegensätze, die unser Leben ausmachen: Ernst und Heiterkeit, Weisheit und Torheit, Kindlichkeit und Erwachsensein, Tragik und Komik, Glück und Unglück, Lachen und Weinen, Engagement und Gelassenheit. *Diese Vereinigung der gegensätzlichen Lebenserfahrungen ist der homo ludens, der Ernstheitere, der Mensch des gelösten Humors, der noch unter Tränen lächelt ... (im) göttlichen Kinderspiel dieses irdischen Lebens.*

Übrigens verdankte sein Bruder, der große Konzilstheologe Karl Rahner, seinem historisch hoch gebildeten Bruder Hugo viele Einsichten in die Schriften der alten Kirchenväter. Nur nebenbei bemerkt: die beiden Rahner-Buben waren in der Mittelschulzeit als listige und lustige „Rotzbuben“, die sich viele Streiche erlaubt hatten, sehr gefürchtet. Karl Rahner wurde einst von den vatikanischen Glaubenswächtern mit Redeverbot versehen, was ihn um so mehr zum kritischen und gewitzten Denker gemacht hat. Der Mensch wächst am Widerstand und der Humor auch! Und jeder Wahrheitsfanatismus ist im Grunde nicht nur unmenschlich, sondern eigentlich urkomisch und lächerlich.

Christliche „Jammertaltheologen" verteufeln das Lachen

Leider bildet die Verachtung und Verteufelung des Lachens den Hauptstrom der christlichen Theologie und Spiritualität. Hören wir uns die Botschaft einiger maßgebender Kirchenväter an. Hieronymus ist ein bedeutender Vertreter der Tränentaltheologie: *Solange wir im Tal der Tränen sind, dürfen wir nicht lachen, sondern müssen weinen. Deshalb sagt auch der Herr: Selig die Weinenden, denn sie werden lachen. Wir sind im Tal der Tränen, und dieses saeculum gehört den Tränen, nicht der Freude.*

Und Bischof Caesarius von Arles lehrte im 5. Jahrhundert: *Es soll niemand glauben, er könne in dieser Welt irgendein Glück oder irgendeine wahre Freude haben.* Und der Kirchenvater Johannes Chrysostomos legt noch ein Schäuferl nach: *Diese Welt ist eben kein Theater zum Lachen, nicht dazu sind wir beisammen, um schallendes Gelächter anzuschlagen, sondern um über unsere Sünden zu seufzen, und mit diesem Seufzen werden wir uns den Himmel erwerben.* Weiter lehrte er, was von Theologen immer wieder zitiert wurde: *Christus habe nie gelacht*, denn in der Bibel wird darüber nichts berichtet.

Aber über selbstverständliche Dinge wird in den Evangelien nicht viel berichtet. Auch davon nicht, daß Jesus mal ein Verdauungsfinale gehabt hätte. Ist das nicht komisch? Und die erwähnte Szene, in der er seine größenwahnsinnigen Jünger auf die spielenden und lachenden Kinder hinwies, die uns als Vorbild dienen sollten, hat nichts mit befreiendem Lachen zu tun? Daß ich nicht lache!

Nietzsche hat schon recht, wenn er von den Christen und von ihrer *Frohen Botschaft* mehr Gelöstheit erwarten würde: *Erlöster müßten sie mir aussehen, daß ich an ihren Erlöser glauben könnte. Bessere Lieder müßten sie mir singen!* Und das Volk singt oft viel bessere Lieder als ihre verblendeten, feierlichen, verkrampften und machtlüsternen Führer.

Umberto Ecos historischer Roman *Der Name der Rose* befaßt sich mit dem Problem des christlichen Lachverbots. Aristoteles galt als einer der größten Autoritäten der Wissenschaft. Er hat in seinem Buch über die Komödie viel Positives über das Lachen geschrieben. Um zu verhindern, daß ein Mönch dieses Buch lesen könnte, hat es der Hüter der Bibliothek vergiftet – und mehrere Mönche starben auf mysteriöse Weise. William von Baskerville wurde von Rom beauftragt, diese unheimliche Kriminalgeschichte aufzuklären, was ihm auch gelang.

Eco legt Baskerville ein zukunftsweisendes Credo in den Mund: *Vielleicht gibt es am Ende nur eins zu tun, wenn man die Menschen liebt: sie über die Wahrheit zum Lachen bringen, die Wahrheit zum Lachen bringen, denn die einzige Wahrheit heißt: lernen, sich von der krankhaften Leidenschaft für die Wahrheit zu befreien.*

Aber das Lachen wurde im Hauptstrom der christlichen Lehre als tierisch, böse, sündig, dumm und gefährlich hingestellt und geradezu verteufelt. So sagt der Bibliothekar: *Das Lachen schüttelt den Körper, entstellt die Gesichtszüge und macht die Menschen den Affen gleich ... Das Lachen ist ein Zeichen der Dummheit ... Wer also über das Böse lacht, zeigt damit, daß er nicht bereit ist, das Böse zu bekämpfen ... Das Lachen schürt nur den Zweifel.*

Der große Kirchenlehrer Augustinus brachte diese Drohbotschaft über das Lachen, wie schon erwähnt, auf den Punkt: *Es lachen die Menschen, es weinen die Menschen, und daß die Menschen lachen, muß man beweinen.* So gab es im Mittelalter wohl eine Theologie der Tränen und der Schmerzen, eine Jammertaltheologie, aber keine Theologie des Lachens und der Lebensfreude. Das Lachen wurde fast 2000 Jahre lang von der Kirchenzentrale und deren Ideologen mehr oder weniger dämonisiert, verteufelt, unterdrückt und soweit wie möglich ausgetrieben. Es wurde als Trias, bestehend aus Häßlichkeit, Dummheit und Zweifelsucht, beschrieben und verfolgt.

Während der lächelnde Buddha ein Symbol für Erleuchtung und erlöste Heiterkeit ist, wird der christliche Erlöser fast nur als Schmerzensmann dargestellt. Mit ihm zu weinen über unsere Sünden sei heilsam. Lachen ist da überhaupt nicht angebracht. Zwar ist von den Freuden des Christen die Rede, aber nicht vom damit verbundenen befreienden Lachen.

Befreiendes Lachen des Humors

In genialer Weise beschreibt Hermann Hesse in seinem Roman *Der Steppenwolf* die Zerrissenheit des modernen Menschen. So läßt er Mozart in einer visionären Erscheinung zum Helden des Romans, zu Harry Haller, sagen: *Sie sollen leben und Sie sollen das Lachen lernen. Sie sollen die verfluchte Radiomusik des Lebens anhören lernen, sollen den Geist hinter ihr verehren, sollen über den Klimbim in ihr lachen lernen. Fertig, mehr wird nicht von Ihnen verlangt.*

Denn in der tragisch zerrissenen Welt ist das Lachen des Humors Ausdruck der Überlebenskunst: *Einzig der Humor ... vielleicht die genialste Leistung des Menschen ... vereinigt alle Bezirke des Menschenwesens mit den Strahlungen seiner Prismen. In der Welt zu leben, als sei es nicht die Welt, das Gesetz zu achten und doch über ihm zu stehen, zu besitzen, als besäße man nicht ... alle diese beliebten und oft formulierten Forderungen einer hohen Lebensweisheit ist einzig der Humor zu verwirklichen fähig.* (Hermann Hesse)

Dieses befreiende und trotz allem frohe Lachen überwindet jede ideologische Starrheit, jede religiöse Verbissenheit und fanatische, fundamentalistische Absolutheitsansprüche aller Couleurs. Lachen befreit aus autoritären Zwängen, aus moralistischer Verkrampfung und Rechthaberei. Deshalb haben Machthaber Angst vor dem Lachen.

Der Literaturwissenschafter und Theologe Karl-Josef Kuschel plädiert für eine Theologie der Bescheidenheit mit viel Sinn für Humor und Lachen: *Witz, Ironie, Humor und Lachen sind die je verschieden zu gebrauchenden Stilmittel einer Theologie, die alle von Menschen gemachten religiösen Institutionen, Lehrsysteme und Moralismen von der Wirklichkeit des je größeren Gottes her zu relativieren weiß.*

In seinem köstlichen Buch *Das Fest der Narren* hat der amerikanische Theologe Harvey Cox ein Loblied auf das Lachen geschrieben: *Das Gelächter ist der Hoffnung letzte Waffe ... Und wo Lachen und Hoffnung verschwunden sind, da hat der Mensch aufgehört, Mensch zu sein.*

Wenn man sich die Verteufelung des Lachens im Hauptstrom der christlichen Theologie ansieht, darf man nicht vergessen, daß zwischen den Theorien der Obrigkeit und dem faktischen Leben der Untertanen, dem mehr oder weniger unterdrückten Volk, eine große Kluft besteht. Es ist – Gott sei Dank – auch eine uralte theologische Lehre, die da sagt: Die Stimme des Volkes ist die Stimme Gottes – vox populi vox dei.

Faktisch hat sich die kirchliche Verachtung des Lachens und die Verfolgung von Spaßvögeln, Spaßmachern und Spielleuten nie durchsetzen lassen. Das Volk ist weiser als seine Führer, auch wenn letztere Unfehlbarkeit beanspruchen. Davon zeugen etwa die mittelalterlichen Lachkulturen wie sie in den *Carmina burana*, in den turbulenten Fastnachtspielen oder auch im oft exzessiven Osterlachen zum Ausdruck kommen.

Michail Bachtin hat die Lachkulturen des Mittelalters gründlich erforscht. Er spricht vom *karnevalistischen Weltempfinden des Volkes*. Und er weist auf die Spannung hin, die zwischen dem bitterem Ernst des Lebens und der ausgelassenen Heiterkeit besteht, und meint:

Hier wird mit dem Entsetzlichen ein Spiel getrieben, es wird ausgelacht. Das Furchtbare wird zu einem fröhlichen Popanz gemacht. Und der Soziologe Zijderveld vermutet: *Vielleicht sind Autorität und starke Strukturen Vorbedingungen für gesunden Humor und für Narrheit.*

Die Austreibung des Lachens aus der Philosophie

Auch in der abendländischen Geschichte der Philosophie steht das Lachen unter dem Verdacht der Dummheit und Oberflächlichkeit. Der allzu ernste Platon hatte sehr viel Einfluß und viele Nachfolger. Aber es gibt auch in der Philosophie Strömungen und Unterströmungen, die das Lachen geistreich bedacht, kultiviert und seine Lust genossen haben, von Demokrit und Diogenes über Kant, Kierkegaard und Nietzsche bis in die Postmoderne. Mit Immanuel Kants heiterer Aufklärung haben wir uns schon ein wenig vertraut gemacht.

Platon, Schüler von Sokrates, war der Begründer des abendländischen Verständnisses von Philosophie. Das Streben nach wahrem Wissen und echter Tugend verträgt sich in seinen Augen nicht mit der vitalen Lachlust. Mit Platon beginnt die Austreibung des Lachens aus der Philosophie. Die Ernsthaftigkeit des Denkens hat zu wenig Sinn für lächelnde Distanz, spielerisches Amüsement und leichtlebige Heiterkeit.

Platons genialer naturwissenschaftlich denkender Schüler Aristoteles sah das ganz anders. Daß nämlich *nur der Mensch von allen Geschöpfen lachen kann,* bedeutet, daß das Lachen zum Wesen des Menschen gehört und der philosophischen Beachtung bedarf. Deshalb zählt er Spiel, Erholung, Lachen und Komik zu den angenehmen und wichtigen Dingen des Lebens. Auch davon war schon die Rede.

In seiner *Redekunst* charakterisiert Aristoteles die jungen Menschen dadurch, daß sie gerne lachen, *weshalb sie auch einen Hang zu Späßen haben. Witz ist nämlich kultivierter Übermut.* Und in seiner *Nikomachischen Ethik* zählt Aristoteles die Fähigkeit des Scherzens und Lachens zu den *Tugenden des geselligen Verkehrs.* Nur *Holzköpfe* und steife Gesellen können nichts zur guten Laune beitragen, weil sie humorlos sind. Aber wer *um jeden Preis nach dem Lächer-*

lichen hascht und ständig Witze reißt, ist ein bloßer *Hanswurst* und stört die gesellige Unterhaltung.

Der lachende Philosoph – Demokrit von Abdera

Der Universalgelehrte Demokrit von Abdera war im fünften vorchristlichen Jahrhundert nicht nur ein Liebhaber der Weisheit, ein Philo-sophos, sondern auch ein Freund des Lachens und des Humors, ein Philo-gelos, also ein Liebhaber des Lachens. Denn die vielen Torheiten von uns Menschen sind zum Lachen. Zwei wichtige Dinge hat er gelehrt. Der Mensch kann als einziges Lebewesen auf der Erde lachen und er ist zugleich zur Lächerlichkeit verurteilt. Deshalb hat das Lachen des Demokrit etwas Spitzbübisches. Es ist zugleich lebensfroh-heiter und spöttisch-überlegen.

Demokrit hat viele Bücher geschrieben, die zahllose Menschen zum Lachen – und Denken gebracht haben. Der allzu ernste und gescheite Platon, so wird berichtet, hätte darüber erzürnt dessen Schriften am liebsten verbrannt. Der lachende Philosoph hatte die ganze damalige Welt bereist, Natur und Menschen mit Witz und großem Interesse beobachtet. Er war auch geistig ein Weltbürger: *Die ganze Erde steht einem weisen Mann offen; denn das gesamte All ist einer vortrefflichen Seele Vaterland.*

In seinen Augen gab es nur Atome, die in der großen Leere des Raumes die tollsten Tänze aufführten – für Götter war in dieser Welt kein Platz. Demokrit war also ein fröhlicher Atheist, der von so manchem Zeitgenossen für verrückt erklärt wurde. Jeder Mensch sei ein kleiner Kosmos, in dem sich die große kosmische Ordnung abbilden könne, wenn er sein Leben weise gestaltet: *Schön ist allein das Gleichmaß; weder Übermaß noch Mangel gefallen mir.*

Diese Philosophie der Seelenheiterkeit fand Seneca bewundernswert: Auch wenn vieles im Leben zum Kotzen und zum Heulen ist. Mit Demokrit gibt Seneca dem Lachen den Vorzug: *So sollte man denn alles auf die leichte Schulter nehmen und frohgemut ertragen. Menschlicher ist es, über das Leben zu lachen als zu klagen.*

Zur Lebensfreude und Gelassenheit hat Demokrit zwei kluge Thesen aufgestellt: Erstens: *Nur Toren leben ohne Lebensfreude.* Und zweitens: *Am besten bekommt es dem Menschen, wenn er sein Leben so viel wie möglich in frohgemuter Gelassenheit zubringt und sich so wenig wie möglich mißmutiger Stimmung überläßt.*

Unter dem wachsenden Einfluß des Christentums wurden der lachende Demokrit, sein heiterer Atheismus und seine Lach- und Lebensfreude abgewertet und über viele Jahrhunderte erfolgreich verdrängt. Erst mit dem Aufkommen des Humanismus im 16. Jahrhundert wurde er wieder entdeckt. Seine lachende Weisheit, Lebens- und Menschenfreundlichkeit gewann an Sympathie und Beachtung. Erasmus von Rotterdam und sein Freund Thomas Morus schätzten diesen lachenden Philosophen ganz besonders.

Viele Gelehrte der Renaissance und des Humanismus pflegten Demokrits *Euthymia,* also Heiterkeit des Lebens. Sie wurde als Ideal angesehen und angestrebt. So eröffnete Rabelais (1532) sein epochales Werk *Gargantua und Pantagruel* mit einem Lob des demokritischen Lachens: *Vollkommen, Freunde, wird es euch nicht machen, es sei denn in der Kunst, herzhaft zu lachen. Ich konnte andern Stoff nicht für euch wählen, seh ich doch, wie euch Angst und Kummer quälen. Zu weinen nicht, zu lachen macht euch Mut; denn Lachen ist des Menschen höchstes Gut.*

4. Rettet die Spielräume – die Basis für Kultur, Kreativität und Lebensfreude

Wir hören nicht auf zu spielen und zu lachen,
weil wir alt werden.
Wir werden alt,
weil wir zu spielen und zu lachen aufhören.
Michael Pritchard

Im ersten Teil beleuchte ich Spielen als wichtigste Tätigkeit für die Entwicklung des Gehirns und die Entfaltung von Kreativität und Lebensfreude. Denn Spielräume schützen davor, zu sehr eingeschränkt – also in einen Schrank gesteckt – und dadurch beschränkt zu werden. Die moderne Hirnforschung bestätigt, daß Spielen die wichtigste Sache der Welt ist. Und dieses Spiel des Lebens beginnt mit dem kreativen Mutter-Kind-Spiel.

Kinder können uns von der drohenden Leistungsbesessenheit befreien, wenn sie nicht dem Schwachsinn so mancher Frühforderung ausgeliefert werden. Dann werfe ich einen Blick auf die herrschende Geringschätzung des Spielens und die große Bedeutung selbstbestimmter Spielweisen und Spielwiesen. Weiter wird der Zusammenhang zwischen Spiellust, Kreativität und geistiger Beweglichkeit kurz unter die Lupe genommen. Die große Bedeutung einer intensiven Beziehung zur Natur und die Kultur der Sinne und Sinnlichkeit werden ebenso beleuchtet wie problematische Seiten unserer Schulbildung.

Und im zweiten Teil stelle ich die genialen Einsichten des Kulturwissenschaftlers Joan Huizinga über das Spiel als Basis aller Kultur kurz dar. Ausgehend von der Betrachtung des Wesens von Spielen werfe ich einen Blick auf die aufschlußreiche Bedeutung von Spielworten in verschiedenen Sprachen. Kultur wird als vielschichtiges und vielfältiges Spiel aufgefaßt.

Dabei geht es um Wettkampf und Darstellung in allen elementaren Kulturbereichen: körperlicher und geistiger Wettkampf, religiöser Mythos und Kult, Rätsel und Dichtkunst. Grundlegend ist die Einsicht, daß alle Kultur *Fair play* voraussetzt und fördert. Doch seit dem 19. Jahrhundert wird dieses faire Spielen zunehmend von tierischem Ernst und unreifer Egozentrik von einzelnen und Gruppen bedroht – Huizinga spricht von *Puerilismus*.

1. Spielen – die Basis für Kreativität und Lebensfreude

Spielen – die wichtigste Sache der Welt

Die moderne Hirnforschung hat eine uralte Weisheit bestätigt. Für die Entwicklung des Gehirns ist Spielen die wichtigste Sache der Welt. Je größer die Spielräume, desto lebhafter, kreativer, neugieriger und anpassungsfähiger werden Hunde-, Katzen-, Affen- und Menschenkinder. Je mehr die Jungen spielen, desto plastischer und lernfähiger wird das Hirn bei allen höheren Säugetieren. Wenn man junge Katzen und kleine Affen an der spielerischen Erkundung der Welt hindert, erlischt der Spieltrieb und sie kümmern dahin ohne richtige Lebenslust.

Bei uns Menschenkindern wird das Verhalten am wenigsten durch genetische Programme bestimmt. Daher ist unsere Lernfähigkeit und die mit ihr gegebene kreative Anpassungsfähigkeit an verschiedene Lebenswelten und Lebensbedingungen besonders ausgeprägt. Bekanntlich haben wir das lernfähigste Hirn von allen Säugetieren. Die spielerische Erkundung der Welt ist deshalb so wichtig, weil wir fast alles lernen müssen, damit wir uns in der sich dauernd wandelnden Umwelt gut zurechtfinden können.

Das Hirn eines Kindes ist offen und fast unendlich formbar. Hunderte Millionen von Nervenzellen vernetzen sich untereinander und treten durch Synapsen in milliardenfachen Kontakt. Im 3.–6. Lebensjahr ist die Anzahl der Nervenzellenkontakte im Stirnhirn so groß wie niemals wieder im späteren Leben. Denn Kontakte, die nicht benützt und stimuliert werden, verkümmern. Dieses faszinierende Zusammenspiel wird vor allem durch selbstbestimmte und intensive eigene Erfahrungen gefördert.

Im Stirnhirn befindet sich die Zentrale für Motivation, Begeisterung und Impulskontrolle, für emotionale und soziale Kompetenz und für Einfühlungsfähigkeit. Besonders im Stirnlappen des Kleinkindes spielt sich unheimlich vieles ab. Dort herrscht eine verwirrende Aktivität, wenn wir uns ein Bild von uns und der Umwelt machen. Wenn wir die Aufmerksamkeit auf Handlungen richten und unser Tun und Lassen planen. Und wenn wir uns in andere Menschen hineinversetzen.

Ein Beispiel ist aufschlußreich: Bei einem ganz jungen Singvogel bildet sich ein riesiges Überangebot an Verbindungen von Nervenzellen. Wenn das Vöglein dem Gesang der Mutter lauscht, entstehen in seinem Hirn komplexe Aktivierungsmuster. Beim Ausbleiben des Gesanges geht der größte Teil der synaptischen Angebote zugrunde. In der Fachsprache nennt man das *nutzungsabhängige Stabilisierung synaptischer Netzwerke.*

Durch die einseitige Leistungsorientierung in unserer postmodernen Gesellschaft wird die Hirnentwicklung der Kinder aber tiefgehend gefährdet, weil für die spielerische und selbstbestimmte Selbst- und Welterkundung immer weniger Zeit, Raum und Wertschätzung bleiben. Wenn die Lust am Spielen eingeschränkt wird, vergehen auch die Lust am Lernen und Entdekken, die Neugier und schließlich Lebenslust und Lebensfreude. Dadurch wird vor allem auch eine entscheidende Voraussetzung für jegliche Kultur gefährdet, nämlich *Fair play* in allem Belangen des Lebens. Davon wird später noch die Rede sein.

Das *Mutter-Kind-Spiel* – Ursprung menschlicher Kultur

Die engagierte Psychologin Gerda Verden-Zöller hat eine Forschungsstelle für Ökopsychologie der frühen Kindheit begründet. Sie sieht im *Mutter-Kind-Spiel* die biologische, emotionale und psychosoziale Basis für die kulturelle Entfaltung des Menschen. In dieser intensiven spielerischen Beziehung können sich das Selbstbewußtsein und das soziale Bewußtsein entfalten.

Säuglinge und Kleinkinder sind in ihrem Element, wenn sie berührt werden und sich berühren, wenn sie sich lustvoll bewegen, Rhythmus und Gesang genießen und sich selbst, die Mutter und die faszinierende Welt mit allen Sinnen erkunden und entdecken.

Spielen heißt, in der Gegenwart sein. Ein spielendes Kind geht auf in dem, was es tut. Wenn ein Kind einen Arzt spielt, dann ist es ein Arzt. Wenn ein Kind auf einem Stock spielt, ein Pferd zu reiten, dann reitet es ein Pferd. Spiel hat nichts mit der Zukunft zu tun. Spiel ist keine Vorbereitung auf irgend etwas. Spiel ist eine Tätigkeit, die ausschließlich um ihrer selbst willen getan wird und alle Überlegungen ausschließt, die ihr zuwiderlaufen. (Verden-Zöller) Das Wort überlegen ist aufschlußreich: Da wird etwas darüber gelegt, was die Spiellust ersticken und dämpfen kann!

Doch der Verlust dieser Leibes- und Geistesgegenwart, der völligen Hingabe an das, was man gerade tut, zerstört die Liebe zum spielerischen Erkunden der Welt. Die Unschuld des Spielens geht verloren, wenn man *einen guten Eindruck machen soll*, wenn das Spielen *der Vorbereitung auf die Zukunft* dienen soll, wenn man *keine Fehler machen darf* und immer wieder mit anderen *verglichen wird*, die dieses oder jenes *schon besser können.*

Verden-Zöller sagt daher eindringlich und klar: *Wir hören auf zu spielen, wenn wir die Unschuld verlieren, und wir verlieren die Unschuld, wenn wir aufhören, dem, was wir im Moment tun, unsere volle Aufmerksamkeit zu schenken und beginnen, auf die Folgen unserer Handlungen oder auf irgend etwas außerhalb dem Vollzug der Handlung Liegendes zu achten, während wir noch dabei sind, die Handlung zu vollziehen.*

Das schlichte, hingebungsvolle und lustvolle Tätigsein, nicht sein Erfolg, seine Bewertung, sein Nutzen, sind entscheidend. Diese Unschuld des Spielens wird uns aber allzuoft ausgetrieben. Die ständige Forderung zu konkurrieren, ein Image aufrechtzuerhalten, Erfolg und Anerkennung zu gewinnen, macht es uns schwer, die Unschuld des Spielens zu pflegen. Doch Kinder sind da unsere besten Lehrmeister!

Kinder können uns von Leistungsbesessenheit befreien

Kinder sind uns als ein mächtiges Gegengift gegen unsere leistungsbesessene Gesellschaft gegeben, das sagte die international engagierte Pädagogin und Politikerin Alva Myrdal, die 1982 den Friedensnobelpreis erhalten hat. Als Politikerin war sie an der Gestaltung des schwedischen Wohlfahrtsstaates beteiligt. Als Pädagogin setzte sie sich weltweit für Verständnis und Beachtung der Bedürfnisse und Spielfreude kleiner Kinder ein. Wertschätzung und Zeit zum Spielen sowie große Spielräume sind die Basis für die Entfaltung der Kinder. Deshalb forderte Myrdal energisch: *Die Chancen für das Spiel, ja überhaupt für eine glückliche Entwicklung der Kinder im ganzen müssen systematisch durch eine neue Politik wieder neu geschaffen werden.*

Und die Expertin für Kinderspiel und Abenteuerspielplätze, Lady Allen of Hurtwood, prangert die weitverbreitete, kinderfeindliche moderne Stadtplanung und Zivilisation an, die einfallslos, lieblos und verständnislos Wohn- und Lebensräume gestaltet: *Dieser Hochmut, dieser Mangel an Einfällen, diese Mißachtung individueller Werte und Maßstäbe stellen eine weltweite Krankheit dar und machen eine der Tragödien der Überflußgesellschaft aus.*

Vom Schwachsinn moderner Frühförderung

Eine alte Indianerweisheit warnt vor einem falsch verstandenen Er-ziehen: *Das Gras wächst nicht schneller, wenn man daran zieht*! Ganz im Gegenteil, es wird verkümmern – ebenso wie Säuglinge und Kleinkinder, die den zum Teil völlig verrückten Methoden der Frühförderung ausgeliefert werden.

Kein vernünftiger Mensch kommt auf die Idee, kleine Kätzchen durch Lernprogramme auf das Mäusefangen vorzubereiten. Das lernen sie allein am besten, wenn man sie dabei nicht stört und ihnen die nötigen Spielräume läßt. Sie lernen es spielend – im doppelten Sinn des Wortes – nämlich durch aufmerksames Beobachten, Nachahmen und lustvolles Tun. Die dadurch gewonnenen Erfahrungen und Verhaltensweisen spiegeln sich in den komplexen Verschaltungsmustern im Hirn, die immer wieder lustvoll aktiviert, differenziert und verfeinert werden.

Die beste Voraussetzung für eine gesunde und kreative Entwicklung sind gute emotionale Beziehungen, die Geborgenheit und Sicherheit geben. Ebenso wichtig sind auch eine anregende Umgebung mit viel Freiraum zum selbstbestimmten Erkunden der Welt, also große Spiel- und Erfahrungsräume und intensive gemeinsame Spielzeiten.

Der Hirnforscher Gerald Hüther bringt diese Einsichten auf den Punkt: *Nie wieder im späteren Leben ist ein Mensch so neugierig und so offen, so lernfähig und so kreativ, ist er ein so großer Entdecker und Nachahmer wie während der Phase seiner frühen Kindheit. Was also soll hier noch gefördert werden?* Seine Antwort: *Geht es nicht vielmehr darum zu verhindern, daß dieser Schatz, den alle kleinen Kinder noch besitzen, allzu schnell verloren geht, daß das kleine Pflänzchen, all der Wissensdurst und all die Entdekkerfreude verkümmern, bevor es in die Schule kommt?*

Aber viele offizielle und private Erziehungsverantwortliche haben dieses Lebenswissen offensichtlich verloren. Kreative Muße ist wichtiger als zwanghaftes Müssen! Das Wort Schule stammt vom Griechischen „schole“ ab und bedeutet Muße, Ruhe! Das erinnert an Gelassenheit, eine Tugend, die heute besonders wichtig ist, wo doch der Zeitgeist viele Erwachsenen und Eltern verrückt macht.

Gründe für die Geringschätzung des Spielens

Was sind eigentlich die Ursachen für die Entwertung des Spielens, für den Verlust des Sinnes für das Spielen? Die Überschätzung der genetischen Anlagen, die angeblich automatisch zur Entfaltung führen, kann eine gefährliche Bequemlichkeit fördern. Wenn die Gene ausschlaggebend sind, ist es nicht so wichtig, Spielräume zu schaffen, mit Kindern spielen, singen, tanzen, Gedichte erfinden, Märchen vorlesen, Geschichten erzählen oder mit ihnen in Muße über Gott und die Welt zu reden.

Ein wesentlicher Grund für die offensichtliche Erziehungsmisere liegt in der überwertigen Wettbewerbsorientierung. Für die kreative und spielerische Entfaltung der eigenen Möglichkeiten, Vorlieben und Fähigkeiten und für das Zusammenspielen von Kindern und Erwachsenen bleibt kaum Zeit. Der Leistungsdruck bestimmt das Klima nicht nur in Wirtschaft und Berufsleben sondern auch in der Schule und in der Familie.

Manchmal haben die Kleinen einen Terminkalender wie Erwachsene. Sie lernen ein Musikinstrument, gehen in den Sportverein, lernen Tanzen oder Reiten und werden mit Computerlernprogrammen versorgt. Die Spielräume und Spielzeiten werden immer kleiner, und die Verpflichtungen nehmen zu. Das führt zu Streß, Nervosität und zur Produktion von Unzufriedenheit auf seiten der Kinder wie der Erzieher. Auch Langeweile und Stille sind notwendige Ingredienzien für eine gesunde Entwicklung.

Darwin' s These vom *Kampf ums Dasein* wird völlig mißverstanden als Motiv für diese Leistungsbesessenheit genannt. Diese falschen Annahmen gefährden die gesunde Entwicklung der kleinen und auch der großen Erdkrustenbewohner. Denn der Wettbewerb ist nicht der einzige Motor für die Entwicklung.

Noch grundlegender ist die Freude am Spiel, verbunden mit Lebenslust und Lebensfreude, mit Experimentieren und Erkunden der faszinierenden und geheimnisvollen Welt. Damit sich diese Prozesse ungestört und ungehemmt abspielen können, bedarf es selbstbestimmter Erfahrungen und Erlebnisse, attraktiver Vorbilder und vieler Spiel- und Freiräume.

Der Theologe und Schriftsteller Fulbert Steffensky protestiert mit dem folgenden Gedicht gegen die Entwertung zweckfreien Spielens:

Es ist Zeit, in unserer Gesellschaft das zu retten,
was sich nicht funktional rechtfertigen läßt.
Es ist Zeit, für die Dinge einzutreten,
die keine Zwecke haben,
für das Spiel, für die Musik, für die Gedichte,
für das Gebet, für das Singen, für die Stille,
für alle poetischen Fähigkeiten des Menschen.

Und er schließt mit:

Sie haben keine Lobby, und sie bringen keine Profite.
Aber sie stärken unsere Seelen.

Probleme sind anregende Herausforderungen

Leben heißt Probleme lösen! Das sagte der Philosoph Karl R. Popper. Probleme zu lösen macht das Leben spannend, beflügelt Neugier und Phantasie. Probleme fordern aus dem Gewohnten heraus. Auch Kinder wachsen an Herausforderungen. Über- oder Unterforderung, zu viel oder zu wenig Stimulierung, blockieren die gesunde Entwicklung. Kleine Erfolge im Lösen von Problemen ermutigen dazu, größere Probleme in Angriff zu nehmen.

Unterforderung führt zu Langeweile, Überforderung bewirkt Entmutigung. Es sind die Herausforderungen, die Lebenslust, Selbstvertrauen und Begeisterungsfähigkeit nähren. Überforderung löst Angst aus und führt im Hirn zu emotionalen Blockaden. Dadurch wird das Lernen von Neuem behindert und sogar bereits Gelerntes kann in der Verunsicherung versinken. Denn Angst fördert regressives Verhalten. Im allgemeinen können das Kind und seine Bezugspersonen am besten beurteilen, welche Probleme zu leicht oder zu schwer lösbar sind.

Die vielschichtige Interaktion zwischen Mutter und Kind und das sie begleitende Gespräch wird von wechselseitiger Einfühlung bestimmt. Ein Kind sieht und erlebt sich – wie in einem Spiegel – in den Augen der einfühlsamen Mutter. Und die Mutter sieht und erlebt, was sie im Kind auslöst. Durch aufmerksames, phantasiereiches Beobachten, Nachahmen und Gestalten lernen Kinder ihre Fähigkeiten und Möglichkeiten zu entfalten – und so lernen sie sich selbst und die Welt aktiv und selbstwirksam kennen.

Vernünftige Erwachsene können Kinder begeistern, ihre Interessen wecken und vielfältige Anregungen geben. Vor allem werden sie Spielräume, Freiräume und selbstbestimmtes Handeln fördern. Dazu brauchen Kinder auch Erwachsene als Vorbilder, die sie mögen, schätzen und achten, und deren Denken und Tun sie spielerisch nachahmen. Lust am Lernen und Entdecken, Herausforderungen, Anerkennung und Ermutigung sind Elixiere für die kreative und gesunde Entfaltung der Kinder.

Die Psychiaterin und Pädagogin Mechthild Papoušek spricht von einem *Syndrom der Spielunlust und des Nicht-spielen-Könnens*, das sich in den letzten Jahren zunehmend schon bei ganz kleinen Kindern und ihren Eltern findet.

Spiellust und Kreativität sind Zwillingsschwestern

Kreative Erziehung fördert die Entfaltung von kreativen Menschen, von schöpferischen und nicht von erschöpften und ausgebrannten. Der Kinderarzt und Psychoanalytiker Winnicott hat in seinem Buch *Vom Spiel zur Kreativität* gesagt: *Mehr als alles andere ist es die kreative Wahrnehmung, die dem einzelnen das Gefühl gibt, daß das Leben lebenswert ist.*

Häufig wird Spielen als bloßes Mittel gegen Langeweile oder gar als Zeitvertreib entwertet. Doch Spielen ist ein vitales Grundbedürfnis des Kindes, sich mit seiner sozialen und materiellen Umwelt vertraut zu machen, sie zu begreifen und auf sie einzuwirken. Eigenaktivität und Neugier sind dabei die treibenden Kräfte. Das Lernen neuer Fertigkeiten, die Gestaltung von Kontakten, das Lösen von Problemen und emotionalen Konflikten, all das wird spielerisch gestaltet. Ebenso die Erkundung der sprachlichen Umwelt, der Normen und Werte einer Gesellschaft.

Im gemeinsamen Spiel mit dem Kind, im dialogischen Spiel, erschaffen sich Eltern und Kinder ihre gemeinsame Erfahrungswelt und Sprache. Gemeinsam richten sie ihre Aufmerksamkeit auf eine Sache. Anspannung, Aufregung, Freude am Gelingen eines Spielablaufs werden gemeinsam erlebt. Und jeder Aspekt elterlichen Verhaltens, Mimik, Gestik, Tonfall, Bewegung und Sprache werden mit höchster Aufmerksamkeit nachgemacht.

Die Störung der Spielfähigkeit ist häufig die Ursache für vielfältige weitere Störungen der Entwicklung. Denn allzusehr gestreßte oder frustrierte oder an den Leistungswahn des Zeitgeistes angepaßte Eltern haben kaum Zeit und Muße, sich auf diese Spiele einzulassen. Daher werden Kinder oft gedankenlos mit Spielzeug überhäuft, statt mit Spielzeit beschenkt! Diese Defizite an Zuwendung, Muße und intensiv gemeinsam genossener Zeit führen zu den zunehmenden Problemen wie Sprachstörungen, Aufmerksamkeits- und Lernstörungen, Hyperaktivität, Depression und Spielunlust.

Papoušek faßt ihre Erfahrungen mit den bedrohlich wachsenden Entwicklungsstörungen zusammen: *Was aber vor allem zu fehlen scheint, sind Zeit und Muße und ein soziales Umfeld, in dem sich Eltern und Erzieher im Spiel auf Kommunikation und Beziehung mit dem Kind einlassen und mit den Augen des Kindes die Welt von neuem entdecken können.*

Erziehung zu selbstbestimmtem Handeln

In der Kindheit wird durch selbsttätiges Wahrnehmen, Erkennen und Handeln eine beglückende Erfahrungsschatzkiste gefüllt. Die Erfahrung von Geborgenheit und das aktive und selbstbestimmte Erkunden der Welt sichern die Offenheit für die Vielfalt der Welt und des Lebens. Mit Blick auf die Hirnentwicklung kann man sagen, daß Kinder dadurch lernen, ihr Gehirn so zu gebrauchen, daß sie sich in der verwirrend komplexen Welt gut zurechtfinden und aktiv mitgestalten können.

Was Kinder wirklich brauchen, das kommt in wenigen elementaren Kinderfragen zum Ausdruck: Werde ich wahrgenommen und geschätzt? Werden meine Grundbedürfnisse befriedigt? Werden meine Fragen ernst genommen? Werde ich ermutigt und unterstützt, Fremdes und Neues in Angriff zu nehmen und zu sehen? Darf ich meine Erlebnisse, Spielplätze und Spielpartner auch mal selber aussuchen? Haben die Eltern Zeit für mich? Darf ich auch mal wieder Baby sein, also schwach, ängstlich und hilflos? Werde ich in solchen Situationen getröstet, unterstützt und ermutigt?

Die andauernde Ermutigung zu selbsttätigem Handeln ist Voraussetzung dafür, daß sich selbstbewußte und aktive Weltbürger entwickeln können. Zu den ersten Sätzen gehören *Will allein!* oder *Ich selber machen*! Echte Zuwendung ist wohlwollend, unterstützend, anregend und ermutigend. Sie läßt den eigenen Wünschen der Kinder Raum.

Eine stark verbreitete verwöhnende Entmutigung schafft zwar kurze Vorteile für die Eltern, blockiert aber kindliche Lebensfreude, Selbstbestimmung, Aktivität und Mut. Sie verhindert die Entfaltung der Fähigkeit, sich mit Aufgaben, Herausforderungen, Konflikten und Problemen aktiv und intensiv auseinanderzusetzen. Kränkungen, Einschränkungen, Rivalitäten und Machtkämpfe sind wichtige Erfahrungsbereiche. Entsprechende Konflikte sollen möglichst offen, direkt und aktiv ausgetragen und gemeinsam *durchgespielt* und so entschärft oder gelöst werden.

Es ist eine gut getarnte Form der Entmündigung, wenn man Kindern zu vieles abnimmt. Dadurch wird eine passive Erwartungshaltung gefördert. Kinder werden häufig zu sehr gemanagt und fremdbestimmt. Eltern sollen auch mal Animateure sein, aber auch kindliche Langeweile aushalten können. Denn Langeweile kann auch Luftholen bedeuten und soll nicht gleich bekämpft werden, etwa durch Fernsehen. Langeweile wird oft durch ihre dauernde Bekämpfung noch vermehrt. So kann Fernsehen als Ersatz für lebendigen Austausch selbsterworbene Erfahrungen blockieren und zu Passivität führen.

Beziehung zur Natur – die Basis für alle Kultur

Besonders wichtig ist eine gute Beziehung zur Natur, zu allen Dingen der Umwelt. Sie fördert die Vertrautheit mit allen unbelebten und belebten Wesen, mit Pflanzen und Tieren. Die Landschaft der Lebenswelt spiegelt sich dann in der psychischen Landschaft der Kinder. Naturnahe Spiel- und Erlebnisräume, anregungsreiche Umwelten, etwa der Umgang mit eigenen Tieren, fördern die emotionale, soziale, psychische und intellektuelle Entwicklung. Das konnte auch durch die Hirnforschung bestätigt werden.

Die Beziehung zur Natur ist deshalb so grundlegend, weil wir Menschen ein Teil von ihr sind. Der Psychoanalytiker Alexander Mitscherlich, der sich mit der Unwirtlichkeit moderner Städte beschäftigt hat, begründet das so: *Er (der junge Mensch) braucht deshalb seinesgleichen, nämlich Tiere, überhaupt Elementares, Wasser, Dreck, Gebüsche, Spielraum.* Dadurch entstehen ein *Zugehörigkeitsgefühl zu einem Ort und Initiative.*

Besonders Brachräume sind anregende Spiel- und Abenteuerräume für Kinder und Jugendliche. Auf Wiesen, in Wäldern, an Bächen und im Brachland kann man ungestört spielen, bauen und phantasieren. Man erfährt die Schönheit und Wildheit der Natur und steht nicht unter der Aufsicht von einschränkenden Erwachsenen. Friedrich Nietzsche betont dabei die besonders wichtige Freiheit von kontrollierenden Blicken Erwachsener: *Wir sind so gerne in der Natur, weil diese keine Meinung über uns hat.*

Astrid Lindgren hat in ihrer Autobiographie *Das entschwundene Land* die elementaren Spielerfahrungen in der freien Natur köstlich beschrieben: *Zweierlei hatten wir, das unsere Kindheit zu dem gemacht hat, was sie gewesen ist – Geborgenheit und Freiheit. Wir fühlten uns geborgen bei diesen Eltern, die einander so zugetan waren und stets Zeit für uns hatten, wenn wir sie brauchten, uns im übrigen aber frei und unbeschwert auf dem wunderbaren Spielplatz, den wir in dem Näs unserer Kindheit besaßen, herumtollen ließen.* Und sie folgert daraus: *Gewiß wurden wir in Zucht und Gottesfurcht erzogen, so wie es dazumal Sitte war, aber in unseren Spielen waren wir herrlich frei und nie überwacht.*

So schildert sie die ungestüme Lust am freien Spielen in der Natur: *Und wir spielten und spielten und spielten, so daß es das reine Wunder ist, daß wir uns nicht totgespielt haben. Wir kletterten wie die Affen auf Bäume und Dächer, wir sprangen von Bretterstapeln und Heuhaufen, daß unsere Eingeweide nur so wimmerten, wir krochen quer durch riesige Sägemehlhaufen, lebensgefährliche, unterirdische Gänge entlang, und wir schwammen im Fluß, lange bevor wir überhaupt schwimmen konnten.* Wie das? *Keinen Augenblick dachten wir an das Gebot unserer Mutter ‚aber nicht weiter raus als bis zum Nabel!' Überlebt aber haben wir alle vier.*

Weiter beschreibt Lindgren genial die Entdeckung der Kultur durch den Eintritt in die phantasievolle Welt der Märchen. Lassen Sie sich, liebe Leserin, lieber Leser, diese tiefsinnige Schilderung auf ihrer geistigen Zunge zergehen:

Es begann in Kristins Küche, als ich ungefähr fünf Jahre alt war. Bis dahin war ich ein kleines Tier gewesen, das mit Augen, Ohren und allen Sinnen nur das in sich eingesogen hatte, was Natur war. Daß es auch Kultur gab, erfuhr ich erst, als ich auf Kinderbeinen in Kristins Küche stiefelte, wo mich überraschend ein Hauch davon streifte.

Und dort geschah etwas Wunderbares: *Edit – gesegnet sei sie jetzt und allezeit – las mir das Märchen vom Riesen Bam-Bam und der Fee Viribunda vor und versetzte meine Kinderseele dadurch in Schwingungen, die bis heute noch nicht ganz abgeklungen sind. In einer seit langem verschwundenen, armseligen kleinen Häuslerküche geschah dieses Wunder.* Die Märchenwelt versetzte ihre Kinderseele in Schwingungen, die bis heute nicht ganz abgeklungen sind – ein wunderbarer Ausdruck für die Intensität des Erlebens und der Phantasie.

Kreativität – kindliche Gestaltungskraft und Beweglichkeit

Kreativität ist schöpferische Gestaltungskraft und geistige Beweglichkeit. Alle Menschenkinder kommen kreativ auf die Welt und bleiben kreativ, also lebendig, beweglich, neugierig und offen, solange sie Kinder sein dürfen. Und alle Erwachsenen sind solange kreativ, als sie ihre Kindlichkeit auch kultivieren können und nicht durch Überanpassung und Streß „erschöpft" ihrer Lebendigkeit beraubt werden. Denn das Gegenteil von schöpferisch sein heißt schlicht erschöpft sein und nur noch als „Gewohnheitstier" zu funktionieren, leiblich und geistig erstarrt.

Kreativität ist mit Lebensfreude und Zufriedenheit verbunden. Oft werden Menschen wieder kreativ, wenn sie schwere Krisen, schlimme Erfahrungen, Enttäuschungen und Kränkungen durch intensive Trauerarbeit bewältigt haben. Wie neu geboren, beginnen sie dann wieder intensiv und mit offenen Sinnen zu leben. Kreativ sein heißt auch, daß man das Gewöhnliche auf ungewöhnliche Weise wahrnimmt und tut. So lautet eine Weisheit der Tibeter: *Die größte Kunst ist die Kunst, sein ganz normales Leben in einer außergewöhnlichen Art und Weise zu leben.*

Kreativität entfaltet sich überall dort, wo der Mensch beweglich, offen und lebendig ist *mit dem Wunder seiner Hände und Füße, seiner Augen, Ohren, seines Mundes und seiner Nase, seiner Lungen, seines immer klopfenden Herzens und rauschenden Blutes.* (Kükelhaus)

Und Kreativität hat viel mit Glück zu tun, mit Sinnerfahrung, mit der Entfaltung von Sinnlichkeit und Geistigkeit. Denn die Basis aller Kreativität sind die Sinne. Ludwig Feuerbach hat diese tiefe Erkenntnis pointiert zur Sprache gebracht:

Wollt ihr die Menschen bessern, so macht sie glücklich: Wollt ihr sie aber glücklich machen, so geht an die Quellen des Glücks, aller Freuden – an die Sinne. Die Verneinung der Sinne ist die Quelle aller Verrücktheit und Bosheit im Menschenleben.

Musik hören und musizieren haben einen großen Einfluß auf die gesamte Gehirnentwicklung. Das Hören beruhigender Musik führt bei Babies dazu, daß sich Hirnzellen schneller bilden und vielfältiger vernetzen. Das Spielen eines Musikinstruments wirkt sich auf die Entwicklung und Differenzierung der sensorischen und motorischen Areale aktivierend aus. Musizieren ist eine Art von Gehirnjogging. Es fördert die emotionale und soziale Intelligenz ebenso wie sensorische, motorische und kinästhetische Fähigkeiten und Leistungen. In Zeiten der medialen Geschwätzigkeit ist das besonders wichtig.

Der Komponist John Cage saß mit Freunden in Berlin in freundlich-meditativer Haltung und lauschte auf den Verkehrslärm, so als ob er mit Hingabe in einem Konzert säße. Man kann sich solchen Erfahrungen hingeben, wenn man die akustische und optische Wahrnehmung de-zentriert, also die Aufmerksamkeit umlenkt. Eine solche Verfremdung kann man erleben, wenn man sich etwa dem bunten und lärmreichen Bahnhofstreiben aufmerksam hingibt. Das löst ein sehr intensives und ungewöhnliches Erleben und Wahrnehmen aus.

Adolf Holl schildert in seinem Büchlein *Weihrauch und Schwefel*, wie er mit wachen Sinnen in Kirchen verweilt. So erzählt er, daß die Kirche von San Marco in Venedig *hervorragend riecht*. Er schildert diesen sinnlichen Geruchskosmos in den religiösen Räumen: *Besonders beliebt war das Zusammenspiel aus Blumen, verschiedenen Holzarten, Fackeln, Wachs, Kräutern, Mineralien, Ölen, ferner Kot, Blut, Fett, Weihrauch und Schwefel.* Doch dieser Geruchskosmos der archaischen Religionen droht im unerotischen Rationalismus der Postmoderne auszusterben – wie seltene Tierarten.

Und der Theologe mit Lehrverbot achtet dabei vor allem *auf die fünf Sinne, auf Kirchengerüche und Bewegungsabläufe beim Ritual, auf Orgeltöne und Farbabstimmungen der Ornate, auf die Aura alter Ikonen, auf die Härte des Holzes beim Knien, auf die Seitenblicke zur Frauenseite hinüber, während der Gebete.*

Holl hat recht: *Etwas Wichtiges fehlt in der heutigen Welt ... unter anderem auch die Wahrnehmungsfähigkeit für Gottesglanz.* Die Sinnlichkeit ist ärmer geworden. Auch deshalb – das ist meine Erfahrung als Psychoanalytiker – leiden immer mehr Menschen an Sinnlosigkeit und Kraftlosigkeit, also an zerstörter Kindlichkeit und Lebensfreude. Der tierische Ernst zerstört das heilige Spiel des Lebens mit seinen vielen Facetten, verdunkelt die Sinne, zerstört Sinn und Erotik.

Kreatives Hören bedarf auch einer Kultur der Stille, aus der sich dann Töne erheben und abheben und daher sehr intensiv wahrgenommen und erlebt werden können. Das wache Hinhören auf einen Ton wird sicher nicht *eintönig* sein, sondern intensive Klangerlebnisse möglich machen. Dazu gibt es eine schöne Geschichte: *Ein Mann spielt mit Hingabe immer nur einen Ton. Da sagt seine Frau zu ihm: „Schau dir doch mal deine Kollegen an, wie viele Töne die spielen – und du spielst immer nur einen einzigen Ton!“ – Da sagt der Mann schmunzelnd und leise: „Ja, die suchen noch!“*

Eine Stilleübung kann etwa mit wildem Indianergeschrei eröffnet werden. Es gibt aber nicht nur Totenstille, sondern auch eine andächtige, entspannte, wohltuende Stille. Sie ist für die kreative Lösung von

Problemen hilfreich. Mit der kindlichen Körperhaltung wird an den Schulen viel Schindluder getrieben. Liegen, Stehen, Sitzen, Laufen können auch kreativ eingesetzt werden. Das hat etwa Maria Montessori in ihrer Pädagogik erkannt und umgesetzt.

Bewußtes Liegen und Stehen, intensive Erdung und Standfestigkeit können wieder mit allen Sinnen erlebt und erfahren werden. Denn im Grunde ist der Mensch zur Aufrichtung bestimmt, zum aufrecht Stehen und nicht zum Kriechen. Stehend hat er die Übersicht, kann seine Hände zum Begreifen benützen und wird so auch zum freien Denken und Phantasieren fähig. Liegen wird oft mit darniederliegen, unterlegen sein, mit Niederlage, Krankheit oder Faulheit verbunden. Aber kein Tier schläft auf dem Rücken liegend wie der Mensch, der sich entspannt hinlegen kann. Auf einer Sommerwiese liegen, die Wolken beobachten, den Geräuschen der Insekten und Vögel lauschen, Erde, Blumen und Gras riechen, ist ein wunderbares, entspannendes Vergnügen.

Hermann Hesse hatte einen ausgeprägten Sinn für dieses intensive Erleben von Natur und Kultur: *Das reine Schauen, das von keinem Zwecksuchen und Wollen getrübte Beobachten, die in sich selbst begnügte Übung von Auge, Ohr, Nase, Tastsinn, das ist ein Paradies, nach dem die Feineren unter uns tiefes Heimweh haben ... Das ist die Zeit, in der der Mann zum Kinde und das Leben wieder zum Wunder wird, da jeder Tag unerwartet Neues bringt und jeder kleine Wiesengang eine Überraschung und ein Märchen ist.*

Aber unsere Zivilisation wird vielfach von *bodenlosen Ansprüchen* geprägt. Alles, was oben ist, findet Wertschätzung: der Kopf, der Verstand (nicht die Vernunft!), die Obrigkeit. Ja es heißt sogar: *Alles Gute kommt von oben!* Kein Wunder, daß viele Menschen unter quälenden Rückenschmerzen, Verspannungen und Überspannung, Ruhelosigkeit und Erschöpfung leiden.

Dagegen tut Erdung not. Mit den Füssen gut und fest auf dem Boden stehen und ihn spüren können. Sich entspannt hinlegen, am Boden kriechen und herumkugeln – das lieben Kinder sehr. Vom Boden ausgehend kann die eigene Kraft erprobt werden. Da kann man dann auch vieles *durchstehen* und *verliert den Boden unter den Füssen nicht*, was soviel wie Standfestigkeit und Realitätssinn bedeutet.

Eine Kultur des bewußten und intensiven Singens und Klangerlebens tut Leib und Seele gut und bedarf konzentrierter Aufmerksamkeit. Dadurch können wir auch aus dem Strom fremdbestimmter Klangerzeugung heraussteigen und uns bewußt und intensiv Klangereignissen hingeben. Ein Lied braucht nicht nur den Kopf oder bloß den Kehlkopf. Es bedarf, um intensiv erlebt und gestaltet werden zu können, auch der Arme, Beine, Hüften, Füße. Und es braucht ein Herz, das alle Bewegungen beseelt. Der ganze Mensch mit Leib, Seele und Geist singt.

Hermann Hesse faßt seine kindliche Begeisterung über das intensive Erleben von Farben, Tönen und Sprache in die romantischen Worte:

O daß es Farben gibt:
Blau, Gelb, Weiß, Rot und Grün!
O daß es Töne gibt:
Sopran, Baß, Horn, Oboe!
O daß es Sprache gibt:
Vokabeln, Verse, Reime,

Zärtlichkeiten des Anklangs,
Marsch und Tänze der Syntax!

Um zu schließen:

Wer ihre Spiele spielte,
Wer ihre Zauber schmeckte,
Ihm blüht die Welt,
Ihm lacht sie und weist ihm
Ihr Herz, ihren Sinn.

Entfremdende Schulen: still sein und ruhig sitzen!

Die pädagogisch engagierte Friedensnobelpreisträgerin Alva Myrdal bezeichnet die Schule als *die große Fabrik, die die Menschen zu Wettbewerbswesen macht.* Weil die Schule häufig sehr einseitig Leistung, Erfolg und Wettbewerb fördert, bewirkt sie rücksichtsloses, asoziales und gewaltbereites Verhalten und verhindert dadurch Lebensfreude, soziales Lernen, Persönlichkeitsentfaltung und kreative Neugier.

Leider führt der traditionelle Lernbetrieb zu motorischer, emotionaler, musischer und ästhetischer Verarmung, weil das Zusammenspiel von Bewegung, Handeln, Sprache, Musik und Poesie eher verhindert wird. Eigene Interessen, Aktivität und Lebendigkeit werden allzuoft eingeschläfert und eingeschränkt. Kinder sollen die Möglichkeit haben, laut zu sein, aber auch Stille zu erleben.

Eine Kultur des Lauschens und der Stille wird durch Streß, Reizüberflutung und Leistungsfixierung häufig verhindert, oft sogar entwertet. Hinhören bedarf der Einbettung in eine Kultur der Stille. Zeichnen, Malen, plastisches Gestalten fördern soziale, emotionale und kreative Fähigkeiten und Fertigkeiten. Sie helfen auch psychohygienisch und therapeutisch, Verletzungen, Kränkungen und Konflikte bewußtzumachen, darzustellen, zu klären und zu bewältigen.

Im pädagogischen Alltag vernimmt man oft Sätze wie: *Seid mal still! Schluß mit dem Lärm! Könnt ihr nicht mal kurz still sein?* Aber Kinder lieben Lärm, weil er Ausdruck von Selbstbetätigung und Eroberung eines akustischen Raumes ist. Lärm stört nur diejenigen, die nicht daran teilnehmen. Stille bedeutet vorerst Einschränkung, Blockade der Bewegungs- und Mitteilungslust. *Still sein und ruhig sitzen!* – diese Aufforderung kann Assoziationen des Totseins wekken und als Unterdrückung von Lebendigkeit erlebt werden. Doch Bewegungslosigkeit kann vieles bedeuten, auch entspannte, fast andächtige Stille, aber auch gespannte Erwartung.

Leben ist Bewegung, leibliche, seelische und geistige Bewegung – das Gegenteil davon ist Erstarrung. Sprachliche und musikalische Kreativität hat *von Kindesbeinen an* mit den Füßen zu tun. Wenn wir laufen lernen, spielen sich auch im rhythmischen und sprachlichen Bereich große Veränderung ab. Philosophen und Dichter berichten, wie gut das Gehen und Laufen auch für die geistige Beweglichkeit, für lebhafte Gedankengänge und kreatives Denken sind.

Der freimütige Denker Friedrich Nietzsche hat in köstlicher Weise das Sitzen als gefährlich bezeichnet: *So wenig als möglich sitzen; keinem Gedanken Glauben schenken, der nicht im Freien geboren ist, und bei freier Bewegung, in dem nicht auch die Muskeln ein Fest feiern. Alle Vorurteile kommen aus den Eingeweiden. Das Sitzfleisch ist die Hauptsünde gegen den Heiligen Geist.*

Dazu fällt mir noch die boshafte Definition eines wichtigen Körperteiles ein – und ein etwas anrüchiger Witz: *Es ist nicht alles ein Gesicht, was zwei Backen hat.* Das kann aber auch besonders schön sein. Oder? Ansichtssache!

Beim Fotografen. Sagt die flotte Blondine: „Ich möchte, daß Sie mich von meiner besten Seite fotografieren." – „Mach ich sehr gerne, aber da sitzen Sie gerade drauf!"

2. Das Spiel – die Basis aller Kultur

Im ersten Teil dieses Kapitels habe ich versucht, wesentliche Aspekte des kindlichen Spiels im Zusammenhang mit der menschlichen Entwicklung und Kulturentfaltung zu beleuchten. Im folgenden Teil geht es darum, die wesentlichen Aspekte des spielenden Menschen, des homo ludens, mit den Augen eines genialen Historikers und Geisteswissenschaftlers zu betrachten.

Denn der Kulturwissenschaftler und geniale Historiker Johan Huizinga schrieb vor Jahrzehnten das blitzgescheite Buch *Homo ludens*, das in den Kulturwissenschaften viel zu wenig Beachtung findet. Dabei arbeitete er über etwas, *das ihm am Herzen lag*, nämlich über das Wesen und die Bedeutung des Spiels als Grundlage aller Kulturphänomene. Seine Sichtweise ist besonders aufschlußreich für unser Verständnis von menschlicher Kultur wie auch für schauerliche Barbarei. Denn alle Kultur setzt *Fair play* voraus – und wo das faire Spiel durch Fanatismus, Egoismus und Totalitarismen vernichtet wird, entfalten sich höchst destruktive Tendenzen.

Überzeugend stellt er dar, daß Spiel eine *primäre Lebenskategorie* ist und daher nicht bloß e i n e der vielen Kulturerscheinungen. Die Kultur selbst hat wesenhaft Spielcharakter. Der Witz des Spieles liegt im großen Spiel des Lebens, in den Tragödien und Komödien unseres menschlichen Lebens. *Wir spielen und wissen, daß wir spielen, also sind wir mehr als bloß vernünftige Wesen, denn das Spiel ist unvernünftig.*

Zum Wesen des Spiels – und des Ernstes

Wenn wir versuchen, Spiel zu definieren, wird sofort klar, daß Definitionen niemals definitiv sein können. Spiel ist eine ästhetische Kategorie, bezeichnet eine Qualität des Handelns und Erlebens, die sich vom gewöhnlichen Leben, vom Alltagsgrau abhebt. Und wo das biologische und psychologische Verständnis des Spiels aufhört, beginnen erst das Spiel als Kulturphänomen bzw. die Betrachtung von Kulturphänomenen unter dem Aspekt des Spiels, *sub specie ludi*. Spielen hat vor allem mit Lebenslust und Entlastung, mit Wettkampf und Darstellung, mit Nachahmung und Training zu tun.

Spiel ist nicht einfach das Gegenteil von Ernst, wie wir gleich sehen werden. Und als ästhetische Kategorie ist Spiel mit *Anmut, Frohsinn, Tanz, Bewegung, Rhythmus und Schönheit* verbunden. Spiel ist zwar *Nicht-Ernst*, kann aber sehr wohl ernsthaft sein – aber niemals tierisch ernst. Denn tierischer Ernst ist lebensfeindlich.

Ernst oder Arbeit sind das Gegenteil von Spiel. Die Grundbedeutung von Ernst (ernust) sind Streit und Kampf, Eifer, Anspannung und Mühe. Im Althochdeutschen bedeutet „ernust“ Ernst, Festigkeit und Kampf. Die germanische Wurzel „arni“ bedeutet sicher. Damals war Ernust ein beliebter Vorname für Männer. Ernst ist jedenfalls *Nichtspiel*. Auch Eifer, Anspannung und Mühe sind mit Ernst, aber auch mit Spiel verbunden.

Im Begriffspaar Spiel–Ernst bezeichnet Spiel den positiven und Ernst den negativen Aspekt. Oberflächlich gesehen ist Spiel der Gegensatz zu Ernst. Doch so einfach ist das nicht: *Ernst ist Nichtspiel und nichts anderes … Spiel ist etwas Eigenes. Der Begriff Spiel als solcher ist höherer Ordnung als der des Ernstes. Denn Ernst sucht Spiel auszuschließen, Spiel jedoch kann sehr wohl den Ernst in sich einschließen.*

Formale Kennzeichen des Spiels

Versuchen wir mit Huizinga, uns dem Verständnis des Spiels dadurch anzunähern, daß wir einige seiner formalen Kennzeichen betrachten:

Spiel ist *freies Handeln*. Es ist bei Tieren, Kindern und Erwachsenen weder physisch notwendig, noch Pflicht. Spiel hat mit Freiraum und Vergnügen zu tun.

Spiel ist ein *Heraustreten aus dem gewöhnlichen Leben*. Es ist weithin ein *Tun-als-ob*, das mit Hingabe und Ernst vollzogen wird. Das Spiel kann in Ernst umschlagen und der Ernst in Spiel. Spiel geht aber über das biologisch und materiell Notwendige hinaus.

Das Spiel wird durch *Begrenztheit* charakterisiert. Es spielt sich innerhalb bestimmter Grenzen in *Raum und Zeit* ab (Spielraum, Spielzeit). Es hat seinen *Sinn in sich selbst* und ist ein Vorgang, der sich immer wieder mal wiederholen kann. Für bestimmte Spiele gibt es umschriebene Räume (Spielplatz, Bühne, Kirche), in denen verschiedene Spiele ablaufen.

Das Spiel hat eine *ästhetische Dimension* und wird durch *Rhythmus und Harmonie* charakterisiert. Es fesselt und bezaubert, bindet und löst, ist spannend und entspannend. Das Spiel lebt vom Einsatz körperlicher und geistiger Kräfte.

Jedes Spiel hat ganz klar umschriebene *Spielregeln*, die bindend sind. Während der Spielverderber diese Regeln mißachtet, benützt sie der Falschspieler in seinem Sinn.

Das Spiel ist ein *Kampf um etwas* oder *eine Darstellung von etwas*, oder auch beides. Da gibt es Rollenspiele, Wettkampfspiele und die kultische Darstellung von Unheil und Heil.

Spiel hat mit dem *Ergriffensein vom Leben*, von der Natur zu tun. Beispielsweise spielt das Kind in heiligem Ernst und weiß, daß es spielt. Alles *Fest*, alles Festliche ist Spiel, welches das Alltagsgrau des gewöhnlichen Lebens unterbricht, durchbricht. Denn die Sphäre des *nüchternen Lebens von Notdurft und Ernst* wird im Spiel überwunden, ausgesetzt. In dieser *Sphäre des Spiels* sind das Kind, der Dichter, der „Primitive" und der moderne Mensch zu Hause, wenn sie ganz bei sich selbst sind.

Friedrich Nietzsche wußte das noch zu schätzen: *Reife des Mannes: das heißt den Ernst wiedergefunden haben, den man als Kind hatte, beim Spiel.* Und sein Vornamenskollege Schiller sieht dies in seiner *Ästhetischen Erziehung des Menschen* ebenso: *Der Mensch spielt nur, wo er in voller Bedeutung des Wortes Mensch ist, und er ist nur da ganz Mensch, wo er spielt.*

Auch Sigmund Freuds *himmlischer Eros* hat viel mit dem bunten und vielschichtigen Spiel des Lebens zu tun. Denn Eros ist überall dort mit im Spiel, wo etwas mit Lust, Liebe und Hingabe getan und vollzogen wird. Deshalb gibt es schon seit uralten Zeiten die Sprachspiele, die das zum Ausdruck bringen: *pädago-*

gischer Eros, wissenschaftlicher Eros. Während ein Dichter ein *erotisches Verhältnis zur Sprache* hat, kann man dies beim Musiker von seinem Verhältnis zu Rhythmus und Klangwelt sagen. Das Schlimmste ist eigentlich, wenn man zu den wichtigen Dingen des Lebens kein erotisches Verhältnis gewinnen und kultivieren kann. Da wird es dann tierisch ernst, tödlich ernst, mörderisch oder todlangweilig.

Wortgeschichte und Bedeutung des Spielens

Werfen wir einen Blick in das etymologische Wörterbuch und auf die ursprüngliche Bedeutung von Spielworten in verschiedenen Sprachen. Das ist höchst aufschlußreich.

Alle Völker spielen und sie spielen merkwürdig ähnlich. Die meisten haben mehrere Wörter für die verschiedenen Arten des Spielens: Wettkampfspiele, Geschicklichkeits- und Kraftspiele, Verstandes- und Glücksspiele, Schau- und Hörspiele, Musik- und Theaterspiele sowie religiöse Zeremonien und Kultspiele.

Das griechische Wort für Spiel heißt „paidiá“ und bedeutet schlicht das, was zum Kind gehört. Es klingt nach Fröhlichkeit und Unbesorgtsein. Für alle Kampf- und Wettspiele, die nicht nur für die Griechen von größter Bedeutung waren, wird das Wort „agón“ verwendet, in welchem Spiel und Ernst, Fest und heilige Handlungen anklingen.

Mit dem lateinischen Wort „ludus“ bzw. „ludere“ wird das weite Gebiet des Spielens bezeichnet, nämlich Kinderspiel, Erholung, Wettstreit und liturgische Darstellung. „Iocus, iocari“ bezeichnet scherzen und Spaß.

Auch im chinesischen Spielwort „wan“ überwiegt die Vorstellung der Kinderspiele. Die Grundbedeutung ist: etwas mit spielerischer Aufmerksamkeit anfassen und unbeschwert in etwas vertieft sein. „Wan“ bedeutet vielerlei: tollen, scherzen, schäkern, an etwas Vergnügen finden, befühlen, beriechen, untersuchen und auch *den Mondschein genießen*. Wettstreitspiele werden dagegen mit „tscheng“ bezeichnet.

In den semitischen Sprachen steht die Wortwurzel „la'ab“ für spielen, lachen und hänseln. Und das hebräische Wort „sahag“ bedeutet lachen und spielen, scherzen und tanzen.

Im Sanskrit gibt es für Spiel verschiedene Grundworte, die alle mit rhythmischer Bewegung zu tun haben. Mit „kridati“ werden die Spiele der Tiere, Kinder und Erwachsenen bezeichnet, aber auch die Bewegung des Windes und der Wellen, hüpfen und tanzen. Das Wort „divyati“ wird sowohl für Würfelspiele als auch für scherzen und tändeln verwendet. Im Sanskrit gibt es für den *Juwel des Spielens*, nämlich für das erotische Liebesspiel, ein eigenes Wort: „kridaratnam“.

Im Deutschen bedeutet spielen tanzen und sich rhythmisch bewegen. Da *spielt man ein Spiel*, denn spielen ist kein gewöhnliches Tun, weil es mit Leichtigkeit verbunden ist. Im Althochdeutschen heißt spielen „spilon“. „Spilari“ ist ein Schautänzer. Ein Raum für das Tanzen wurde damals „spilestube“ genannt. In den Schriften der deutschen Mystiker kommt das Wort spielen sehr häufig vor. Auch Immanuel Kant spricht auffällig oft vom *Spiel der Ideen und vom dialektischen Spiel der Einbildung*.

Das englische Wort „to play“ kommt vom angelsächsischen „plega“ und bedeutet vor allem spielen. Aber es bedeutet auch schnelle Bewegung, Handgriff, Händeklatschen und ein Musikinstrument spielen. Und das althochdeutsche Wort „pflegen“ ist mit ihm verwandt und bedeutet für etwas einstehen, sich für jemanden einer Gefahr aussetzen, sich verpflichten, sorgen und verpflegen. Pflegen nennt man auch die Verrichtung einer geweihten Handlung, etwa Rechtspflege. Dieses Wort umfaßt also die sakrale, ethische und juristische Sphäre.

Kultur ist vielschichtiges Spiel

Huizingas ungewöhnliche Betrachtung der menschlichen Kultur *sub specie ludi* ergibt, daß alle Kultur wesentlich durch Spiel charakterisiert werden kann – das gilt für die Anfänge der Menschheit ebenso wie für die Moderne.

Es war nicht schwer, im Aufkommen all der großen Formen des Gemeinschaftslebens einen spielenden Faktor als äußerst wirksam und äußerst fruchtbar aufzuzeigen. Spielender Wetteifer als Gesellschaftsimpuls, älter als die Kultur selbst, erfüllte von jeher das Leben und brachte die Formen der archaischen Kultur wie Hefe zum Wachsen. Daraus folgt: *Der Kult entfaltete sich in heiligem Spiel. Die Dichtkunst wurde im Spiel geboren und erhielt immerfort aus Spielformen ihre beste Nahrung. Musik und Tanz waren reines Spiel. Weisheit und Wissen fanden ihren Ausdruck im Wort in geweihtem Wettspiel.*

Aber auch alle anderen Bereiche der Kultur, wie Streit, Krieg und Rechtsprechung verdanken sich dem Spiel: *Das Recht ging aus den Gepflogenheiten eines sozialen Spiels hervor. Die Regulierung des Streits mit den Waffen … war auf Spielformen aufgebaut. Die Folgerung muß sein: Kultur in ihren ursprünglichen Phasen wird gespielt. Sie entspringt nicht a u s Spiel, wie eine lebend Frucht sich von ihrem Mutterleibe löst, sie entfaltet sich i n Spiel und a l s Spiel.*

Alle Kultur ist vom Spiel durchwoben: *Die großen ursprünglichen Betätigungen des menschlichen Zusammenlebens sind alle bereits von Spiel durchwoben. Man nehme die Sprache, dieses erste und höchste Werkzeug, das der Mensch sich formt, um mitteilen, lehren und gebieten zu können, die Sprache, mit der er unterscheidet, bestimmt, feststellt, kurzum nennt, d. h. die Dinge in das Gebiet des Geistes emporhebt.*

Treffend beschreibt Huizinga das Zusammenspiel von Sinnlichkeit und Geist: *Spielend springt der sprachschöpfende Geist immer wieder vom Stofflichen zum Gedachten hinüber. Hinter einem jeden Ausdruck für etwas Abstraktes steht eine Metapher, und in jeder Metapher steckt ein Wortspiel. So schafft sich die Menschheit immer wieder ihren Ausdruck für das Dasein, eine zweite erdichtete Welt neben der Welt der Natur.*

Und was für die sprachliche Abbildung der Welt im Detail gilt, gilt auch für alle umfassenden mythischen und religiösen Weltbilder, deren wir bedürfen: *Durch den Mythus sucht der frühe Mensch das Irdische zu erklären, und durch ihn gründet er die Dinge im Göttlichen. In jeder dieser launenhaften Phantasien, mit denen der Mythus das Vorhandene bekleidet, spielt ein erfinderischer Geist am Rande von Scherz und Ernst.*

Ja, aller Kult und alle Kultur erwachsen aus dem Spiel des Lebens: *Und schließlich betrachte man den Kult: Die frühe Gemeinschaft vollzieht ihre heiligen Handlungen, die ihr dazu dienen, das Heil der Welt zu verbürgen, ihre Weihen, ihre Opfer und ihre Mysterien, in reinem Spielen im wahrsten Sinne des Wortes.*

Huizinga weiter: *In Mythus und Kult aber haben die großen Triebkräfte des Kulturlebens ihren Ursprung: Recht und Ordnung, Verkehr, Erwerb, Handwerk und Kunst, Dichtung, Gelehrsamkeit und Wissenschaft. Auch diese wurzeln somit sämtlich im Boden des spielerischen Handelns.*

Spiel – ein elementares Natur- und Kulturphänomen

Die Welt der Tiere und Menschen wird von der fundamentalen Lebenskategorie Spiel bestimmt. Und auch die uralten Mythen, die Wesen und Natur des Kosmos zu erklären versuchen, fassen in ihren Kosmogonien alles als heiliges Spiel von Gegensätzen auf.

Natur und Kultur ereignen sich im Spiel von Gegensätzen und Polaritäten.

Spiel und Ernst prägen das durchaus ritualisierte Verhalten von spielenden Hunden. Es ist ein Tun-als-ob, scheinbar ernst und gefährlich und zugleich ein Spiel, das von Vergnügen und Spaß begleitet wird. Da greifen alle nur biologischen Erklärungen – Energieabbau, Training für den Ernstfall, An- und Entspannung, Funktionslust – zu kurz. Der Witz dieses Spieles bleibt geheimnisvoll.

SPIEL IST KAMPF UND DARSTELLUNG. Im Kult wird das Spiel zur Schaustellung von etwas Unsichtbarem und Heiligem. Feierlich-ernst wird es durch Rituale und Symbole, Tanz und Musik dargestellt. Fest und Spiel treten aus dem Alltagsleben heraus. In den archaischen Kulturen sind Kampf und Spiel nicht voneinander getrennt. Spiel und Ernst sind gleichermaßen im Spiel. Denn Spiel ist Kampf, und Kampf ist Spiel. Im Begriff des Zeremoniellen verbinden sich Spiel und

Pflege, etwa als Rechtspflege, oder in kultischen Spielen, in Minnespielen, Liebes- und Machtspielen.

Man *kämpft und spielt um etwas* und will siegen. Dafür bekommt man Ansehen, Ehre, Prestige, Macht, Geld oder sonst einen Preis. Und wer einen Preis bekommt, wird gepriesen. Mit all diesen Spielen ist ein Wagnis verbunden. Mut und Risiko, ungewisser Ausgang oder Aussicht auf Gewinn, Unsicherheit und Spannung gehören zum Wesen der Spielhaltung.

Wer wird leugnen, daß man sich bei den Vorstellungen Wettkampf, Herausforderung, Gefahr usw. ganz nahe bei dem Begriff des Spiels bewegt? Spiel und Gefahr, unsichere Chance, Wagestück, alles liegt dicht beieinander ... Das Wort „pflegen" und alle seine Ableitungen, sowohl die, die mit Spiel, wie die, die mit Pflicht in Beziehung stehen, gehören in die Sphäre, in der „etwas auf dem Spiele steht".

Treffend beschreibt Huizinga die Verbildlichung im Spiel der Kinder, wenn sie sich mit etwas oder jemanden identifizieren und in Rollen schlüpfen: *Im Leben des Kindes ist eine solche Zurschaustellung schon sehr erfüllt von Verbildlichung. Man bildet etwas anderes nach, man stellt etwas Schönes, Erhabeneres oder Gefährlicheres vor, als man gewöhnlich ist. Man ist Prinz oder Vater oder böse Hexe oder Tiger.* Die Folge davon? *Das Kind gerät dabei dermaßen außer sich, daß es fast schon meint, es „sei es", ohne damit das Bewußtsein der gewöhnlichen Wirklichkeit ganz zu verlieren. Sein Darstellen ist ein Scheinverwirklichen, ein Verbildlichen, d. h. also ein Vorstellen oder Ausdrücken in einem Bilde.*

SPIEL ALS WETTKAMPF. Der Wettstreit oder Wettkampf ist in vielerlei Hinsicht ein fundamentaler Kulturfaktor. Dieser Wettkampf spielt sich auf allen Ebenen ab, als Schmähreden und in der Höflichkeit, auf der Körperkraft und Geschicklichkeit, in der Schärfe des Geistes und im Witz und so weiter. *Alles Mystische und Magische, alles Heroische, alles Musische und Logische und Plastische sucht Form und Ausdruck im edlen Spiel.* (Huizinga)

Die Schimpfturniere kleiner Jungen finden kulturell auf allen Ebenen statt. Tugend, Ehre, Adel und Ruhm haben mit Wettkampf und Spiel zu tun. Der Beste, der Überlegene sein, ist die Folge eines Wettkampfes um Anerkennung, Wissen, Besitz, Macht usw.: *Der edle Mann beweist seine Tugend durch tatsächliche Proben von Kraft, Gewandtheit und Mut, von Scharfsinn, Weisheit und Kunstfertigkeit oder auch von Reichtum und Freigiebigkeit.* (Huizinga)

RÄTSEL, DICHTKUNST UND MYTHOS ALS SPIEL. Das Rätselraten war in uralten Zeiten ein heiliges Spiel am Rande des Ernstes. Denn Rätselfragen waren der Beginn aller Philosophie und Welterklärung. Auch Kinder lieben Rätsel über alles. So war etwa für Heraklit der Streit, der Gegensatz der *Vater aller Dinge*. Und die Waage wurde zum Symbol der Gerechtigkeit, also des Ausgleichs und Balancierens von Gegensätzen und widersprüchlichen Interessen. Rätsel aufgeben und lösen entfaltete sich zur gesellschaftlichen Unterhaltung und auch zur heiligen Lehre der Welterklärung.

Die japanische Gedichtform der Hai-Kai ist ursprünglich wohl ein Spiel von Kettenreimen gewesen, das der eine begann und der andere fortsetzen mußte. Haikus bringen kurz Lebens- und Naturerfahrungen lyrisch, pointiert und spielerisch zum Ausdruck – oft mit einem Hauch von Sehnsucht und Wehmut, Freude und Humor.

Wie viele Sachen
in meinem Herzen!
Laß sie wehen
im Flüstern der Weide!

Die tragische und komische Auffassung des Lebens ergänzen einander in jeder echten Kunst, die aus dem Spiel des Lebens, im Spiel des Lebens und für dieses Spiel entsteht. *Aller echte Kult wird gesungen, getanzt und gespielt ... Im Lichte der ursprünglichen Einheit von Dichtkunst, heiliger Lehre, Weisheit und Kult wird die ganze Funktion der alten Kulturen neu begriffen.* (Huizinga)

Die geheimnisvolle Welt wurde in uralten Zeiten im rätselhaften Spiel von Fragen und Antworten zur Sprache gebracht. Dichtung wird im Spiel und als Spiel geboren, als heiliges und köstliches Spiel mit Bildern und Worten, Gedanken und Gefühlen: *Alles, was Dichtung ist, erwächst im Spiel: im heiligen Spiel der Gottesverehrung, im festlichen Spiel der Werbung, im streitbaren Spiel des Wetteifers mit Prahlen, Schimpfen und Spott, im Spiel des Scharfsinns und der Fertigkeit.* (Huizinga)

Kultur ist Fair play – sie wird von tierischem Ernst bedroht

Echte Kultur kann ohne einen gewissen Spielgehalt nicht bestehen, denn Kultur setzt eine gewisse Selbstbeschränkung und Selbstbeherrschung voraus, eine gewisse Fähigkeit, in ihren eigenen Tendenzen nicht das Äußerste und Höchste zu sehen ... Wahre Kultur fordert immer und in jede Hinsicht Fair play ... Das echte Spiel schließt alle Propaganda aus. Es hat sein

Ziel in sich selbst. Sein Geist und seine Stimmung sind frohe Begeisterung und nicht hysterische Erregung. (Huizinga)

Während noch in der Renaissance und im Barock der Spielcharakter der Kultur ausgeprägt und offensichtlich war, wies Huizinga nach, daß mit dem 19. Jh. weithin der Ernst zu dominieren begann. Und besonders in unserer Zeit hat tierischer Ernst in vielen Bereichen die Herrschaft angetreten. Dadurch wird *Fair play* in mehrfacher Hinsicht gestört, verhindert und oft auch zerstört. Die Folgen sind Infantilisierung, Fanatisierung und Hysterisierung der Menschen und Gemeinschaften, begleitet von Egozentrismus, Destruktion und Kulturverlust.

Huizinga schätzte deshalb den englischen Parlamentarismus, der noch Humor und Fair play pflegt: *Es ist ja das Absterben des Humors, das tötet. Es braucht kaum gesagt zu werden, daß der Spielfaktor im englischen Parlamentsleben sich nicht alleine in den Diskussionen und in den traditionellen Formen der Versammlung kundtut, sondern auch in der Anwendung des ganzen Wahlapparates zutage tritt.*

Das 19. Jh. wurde also zunehmend ernsthaft – in kultureller, ökonomischer und politischer Hinsicht. Huizinga führt dafür ein kleines Symptom an, das im allgemeinen kaum beachtet wird. Aber das Ganze einer Kultur spiegelt sich immer auch im Fragment, etwa in der Erstarrung und Nivellierung der Kleidung: *Es läßt sich kaum ein auffallenderes Symptom für die Preisgabe des Spielhaften anführen als das Schwinden des Phantasieelements in der männlichen Kleidung … Das Herrenkostüm wird in zunehmendem Maß farblos und formlos und unterliegt immer weniger der Veränderung.*

Huizinga charakterisiert diese problematische Entwicklung hin zu einer tierisch ernsten Zivilisation als *Puerilismus*. Dieser bedroht, was für menschliche Kultur grundlegend ist: *Wahre Kultur fordert immer und in jeder Hinsicht Fair play!*

Huizinga beschreibt in den frühen dreißiger Jahren des letzten Jahrhunderts das vielschichtige Wesen und die Auswirkungen des *Puerilismus* als Ausdruck von Infantilisierung, Fanatisierung und Verdummung aller Sinnes- und Besinnungsorgane. Jede Art von *Fair play* ging damals im Grauen verschiedener Faschismen unter – bis hin zum unfaßbaren Holocaust. Weil in dieser genauen und vielschichtigen Analyse von Huizinga auch aktuelle Tendenzen anklingen, möchte ich sie ausführlich zitieren:

Als ich vor einigen Jahren glaubte, eine Anzahl bedenklicher Erscheinungen des heutigen Gemeinschaftslebens unter dem Namen Puerilismus zusammenfassen zu dürfen (1930), hatte ich eine Reihe von Betätigungen im Auge, in denen der Mensch von heute, vor allem als Glied einer oder der anderen organisiert auftretenden Kollektivität, sich nach Maßstäben der Pubertätszeit oder der Knabenjahre zu betragen scheint. Der Autor erklärt: *Es sind zu einem großen Teil Gewohnheiten, die durch die Technik des heutigen geistigen Verkehrs entweder verursacht werden oder Vorschub erhalten. Hierunter fällt z. B. das leicht zufriedengestellte, aber nie gesättigte Bedürfnis nach banaler Zerstreuung, die Sucht nach grober Sensation, die Lust an Massenschaustellungen.*

Nach dieser Betrachtung der Atmosphäre begibt er sich in die tieferen Schichten dieser Phänomene des oberflächlich Sensationellen: *Auf psychologisch etwas tieferem Niveau schließen sich an: der lebendige Klub-*

geist mit seinem Drum und Dran von sichtbaren Erkennungszeichen ... das Auftreten im Marschschritt und in Marschordnung u. a. Der Autor weiter: *Eine Anzahl von Eigenschaften, die psychologisch noch tiefer begründet liegen und die man ebenfalls am besten unter Puerilismus begreifen kann, sind das Fehlen des Sinns für Humor, übertriebenes Reagieren auf gewisse mit Abneigung oder auch mit Liebe geladene Worte, schnellbereite Zustimmung, Zumutung von bösen Absichten oder Motiven beim „anderen"* ... [vor allem aber auch] ... *Unduldsamkeit gegen jede „andere" Meinung, maßloses Übertreiben in Lob und Tadel und Zugänglichkeit für jede Illusion, die der Eigenliebe oder dem Gruppenbewußtsein schmeichelt.*

Schließlich relativiert er die angesprochenen bedrohlichen Tendenzen, weist aber auf die drohende Brutalität hin, die mit Humorlosigkeit, Gruppenegoismus und Fanatismus einhergeht: *Viele dieser puerilen Züge findet man auch in früheren Kulturperioden in reichlichem Maße, niemals jedoch in der Massierung und nie mit der Brutalität verbunden, mit der sie sich im heutigen öffentlichen Leben breitmachen.*[1]

Wenn der Sinn für das ernste und heitere Spiel des Lebens verdunkelt wird, wenn jegliches Fair play verlorengeht, wenn Selbstdistanz und Humor verkümmern, droht die Vernichtung aller menschlichen Kultur. Denn Kultur ist wesenhaft mit Ehrfurcht vor dem Leben und mit einem ausgeprägten Sinn für Menschenwürde verbunden.

---

1 Autor und Verlag danken der Caroline van Gelderen Literary Agency, Amsterdam, für die Abdruckerlaubnis aus dem Buch „Homo ludens" von Johan Huizinga, rororo, Reinbek bei Hamburg.

5. Eine Wanderung durch den blühenden Garten des Kinderhumors mit Marion Bönsch-Kauke

Jetzt lade ich Sie, liebe Leserin und lieber Leser, zu einer köstlichen Wanderung durch den bunten Garten des Humors von Kindern einer Berliner Grundschule ein. Marion Bönsch-Kauke hat mit ihrem Team eine besonders lebensnahe und aufwendige Humorstudie durchgeführt. Es handelt sich vermutlich um die umfangreichste Humorstudie im deutschen Sprachraum.

Die bunte Vielfalt humoriger Interaktionen dient vor allem der Heiterkeit und dem Amüsement im oft grauen Schulalltag. Humor fördert weiter die Gruppenzugehörigkeit, die Konfliktfähigkeit und die Selbstentfaltung. Vor allem dient er dem Emotionsmanagement. Humor erweist sich als Motor und Ausdruck von psychosozialer Kompetenz. Er hilft, alle möglichen Konflikte, Ängste und ambivalenten Gefühle zu bearbeiten und zu entschärfen.

Anschaulich wird die Verwendung unterschiedlicher Humorformen in den Altersgruppen analysiert. Auch die Unterschiede der Humorinteraktionen von Jungen und Mädchen und problematische Humorinteraktionen werden alltagsnah dargestellt. Humor erweist sich als Vitamin der Lebenskunst und als extrem wichtiges Medium der Lebensfreude, trotz aller Zores.

Kinderhumor – Infantium festivitas – ist ein wunderbares Phänomen. Er treibt phantastische Blüten in Spielplatzpfützen ebenso wie in staubtrockenen Klassenzimmern und auch sonst im Alltagsleben. Der Humor der Kinder ist in allen Ländern eine exotische Allerweltspflanze. Bönsch-Kauke beschreibt sie so:

Die Pflanze kratzt wie eine Distel, hat die elegante Schönheit einer Orchidee und die durchschlagende Wirkung eines destillierten Getreidefeldes. Nie ist sie die gleiche. Ihr Auftauchen geschieht plötzlich, ihr Abgang ist grandios. Zur Kindheit gehört sie wie knallgelber Ginster zum Frühling.

Diese Gartenmetapher ist besonders für das Wienerische zutreffend. Wir pflanzen uns nicht nur fort. Wir *pflanzen* einander und werden auch *gepflanzt. Pflanzen* heißt foppen, necken, täuschen – meistens wohlwollend. Das Wort kommt vermutlich vom französischen „planter“, das den Nebensinn *jemanden in Stich lassen* hat. Ein Aufschneider, Spaßvogel oder Schwindler wird *Pflanzreißer* genannt. Und in Wien blüht der Schmäh! Dieses Wort kommt aus dem Hebräischen („sch'ma“ = höre) und bedeutet etwa Gag, Aufschneiderei, Pointe und Unterhaltung. Schmähführen heißt unterhaltsam plaudern.

Köstlich beschreibt die Autorin die ganzheitliche Wirkung des Humors auf Leib, Seele, Geist und Gemeinschaft:

Als kippte im Hirn ein Schalter um, werden im Beisein der Gefährten Sorgen, Streß und Trübsinn ins Abseits gedrängt. Spielstimmung stellt sich ein, animiert zu lustigen Verrenkungen, Clownerien, Wortspielen und Gedankenwitzen. Die Erheiterung hebt nicht nur die gute Laune, sondern vermag Wut in Mut zu wandeln und ein Geborgenheitsgefühl zu geben.

Eine lebensweltnahe Humorstudie

Marion Bönsch-Kauke hat mit ihrem Forschungsteam von 1992–1997 die humorigen Interaktionen von Kinder einer Grundschule in Berlin-Marzahn untersucht. Das vielfältige Humorverhalten wurde im Alltagsleben, im Unterricht und auf dem Pausenhof beobachtet und gefilmt. Mehr als 6000 Humorszenen wurden dokumentiert und ausgewertet. Weiter wurden Interviews mit den Kindern durchgeführt. Viele Fragen um das komplexe Phänomen Humorinteraktion und Lachen wurden gestellt, etwa diese: Ist Humor für die Entwicklung so wichtig wie Rechtschreiben und Lesen lernen?

Das große Dankeschön an die Schülerinnen und Schüler dieser Studie sprüht vor Witz: *Wenn ihr das Buch über Kinderhumor lest, seid ihr schon Jugendliche … Heute könnt ihr alles lesen und erfahren, zu welchem Erkenntnisfortschritt ihr beigetragen habt.* Und die Autorin hofft: *Vielleicht nützt euch dieses Wissen auch als Eltern, euren Kindern Mut zu machen, zu dem zu stehen, wie sie sind: Munter aufgeschlossen, selbstbewußt und talentiert andere aufzuheitern und mit Vorwitzigkeit zum Lachen zu bringen. Wir haben viel von euch gelernt. Euch Pionieren der Kindheitsforschung vielen Dank für eure Courage!*

Warum brauchen Kinder Humor?

Sigmund Freud erkannte tiefsinnig, daß Komik und Witz, Lachen und Humor mit dem Kindlichen zu tun haben, mit einer gesunden Rückkehr auf die kindliche Stufe der Vernunft: *Denn die Euphorie, welche wir auf diesen Wegen zu erreichen streben, ist nichts anderes als die Stimmung einer Lebenszeit, in welcher wir unsere psychische Arbeit überhaupt mit geringerem Aufwand zu bestreiten pflegen, die Stimmung unserer Kindheit, in der wir das Komische nicht kannten, des Witzes nicht fähig waren und den Humor nicht brauchten, um uns im Leben glücklich zu fühlen.*

Daß Kinder keinen Humor brauchen und keinen Witz haben, ist allerdings falsch. Darin irrte sich der geniale Tiefenpsychologe, aber irren ist schließlich menschlich. Bönsch-Kauke konnte in ihrer aufwendigen Studie über den kindlichen Humor nachweisen, daß Kinder sehr wohl vielfältige Formen des Humors pflegen und für das Zusammenleben mit Erwachsenen und Peers benötigen.

Humor ist vor allem Ausdruck der spielerischen Natur von uns Menschen, eine besondere Leistung des *homo ludens*, des spielenden Menschen. Humor hilft den Kindern, mit der oft düsteren Welt der Erwachsenen, die so wenig Platz für Frohsinn hat, zurechtzukommen. Heitere Impulsivität ist außerdem Ausdruck des ursprünglichen Lebensgefühls.

Humor hilft, mit all den vitalen Gefühlen, Bedürfnissen und deren Einschränkungen, vor allem auch mit den Ängsten, die unser Leben in immer neuer Gestalt begleiten, gut umgehen zu lernen. Und vor allem: Spiel, Witz und Lachen fördern den kreativen Kontakt mit anderen Kindern. Das Motto: *Ohne Spaß macht 's keinen Spaß!* spielt die Hauptrolle für kindliche Humorproduktionen. Das herabsetzende Lächerlichmachen und Verspotten ist nicht das Hauptmotiv für Possen, Pointen und Gelächter. Das konnte eindeutig nachgewiesen werden.

Humor macht es möglich, vielerlei Streß zu bewältigen, gute Kontakte zu pflegen und Anerkennung zu finden. Denn er ermöglicht einen spielerischen Umgang mit Frustrationen, Kränkungen und Gewalt, mit Ungereimtheiten, Unrecht und Widersprüchen, die das Leben der Peers ebenso wie der Erwachsenen ein Stück weit bestimmen.

Erstaunlicher Artenreichtum des Kinderhumors

Grundschulkinder entwickeln mit Gleichaltrigen eine erstaunliche Vielfalt des Humors: *Wie einen Schirm sehen wir Humorinteraktionen aufgespannt vom scheinbar unmotivierten Heiterkeitsausbruch, gutmütigen Scherz und Necken, über den zaghaften Flirtversuch, eingebettet in Quatsch und übermütige Spiele, erleuchtende Gedankenblitze und zweischneidige, zwielichtige Attacken bis hin zu boshaften Spötteleien, Ärgern, markigen Sprüchen, Prahlereien, rüden Ausdrücken und höhnischen Quälereien.* Bönsch-Kauke weiß: *Von der Lust, sich selbst auf die Schippe zu nehmen, über Streiche bis hin zum scharfzüngigen Witz und anflugweiser Intrige reichen die Facetten. Diesen Artenreichtum des Humors kann man nur bestaunen.*

Die jungen Leute *verarschen* natürlich gerne die Erwachsenen. Sie erteilen Mitschülern humorvoll eine Lektion. Jungen lieben das Spiel *Mädchen ärgern,* und Mädchen *verkohlen* gerne Jungen, etwa mit verstellter Stimme am Telefon. Sarkasmus und Zynismus kommen im Vergleich mit den Erwachsenen viel seltener vor.

Humorvolle Interventionen sind meistens mit Lachen verbunden, aber keineswegs immer. Oft setzen sich die Initiatoren von Humorszenen nur ein Pokerface auf, verziehen keine Miene und produzieren trokkenen Humor. Gelacht wird in allen Variationen, von der bloßen Andeutung bis hin zum herzzerreißenden Lachen, das den ganzen Leib kräftig durchschüttelt. Humorinterventionen werden durch spitzbübischen Gesichtsausdruck, Zuzwinkern oder übertriebene Bewegungen angekündigt.

Eine Einteilung des Humors in konstruktive und destruktive Arten ist eine grobe Vereinfachung und riecht nach Moralin. Neben den vielen Facetten des Humors besteht sein Kern im erheiterten Zusammenspiel der Interaktion. Bönsch-Kauke vertritt eine pragmatische und kommunikative Auffassung von Humor:

Humor sei definiert als eine Kategorie des zwischenmenschlichen Verhaltens und Erlebens, wodurch Widerwärtigkeiten, Unergründliches und Unzulänglichkeiten im Zusammenleben spielerisch kreiert, erheiternd verstanden und witzig(er)weise aufgelöst werden. Humor ist damit eine Form der sozialpsychischen Kompetenz.

Dieses Zusammenspiel im zwischenmenschlichen Verhalten und Erleben entzieht sich einer einfachen moralischen Bewertung, kann wohlwollend und böswillig zugleich sein. Oft genug ist unser Zusammenleben widersinnig, verzwickt und launisch. Sympathie und Wettbewerb sind in Humorszenen in allen möglichen Mischungsverhältnissen zu finden.

Humor fördert Konfliktmanagement, Amüsement, Zugehörigkeit und Selbstbehauptung

Die wichtigste Funktion des Humors besteht im Emotionsmanagement. Humor hilft, Ambivalenz und Unsicherheit angesichts von Neuem aushalten und bewältigen zu lernen. Amüsement und Kontaktanbahnung sind weitere wichtige Funktionen. Soziales Lachen fördert die Anerkennung als Gruppenmitglied und dient dem *Identifikationsmustern*. Bönsch-Kauke:

Peers mustern einander im Spaß ungezwungen und entdecken, welche Verhaltensweisen, „Spielregeln" oder Peers sie faszinieren oder abschrecken. Humor fungiert also als heuristische Strategie, die Heranwachsende herausfinden läßt, wer, was, wie, wann und wo zum eigenen Wesen paßt – oder auch nicht. Identifikationsmustern ist ebenfalls eine häufig vorkommende Funktion.

Humorinterventionen zwischen Kindern befriedigen das Bedürfnis nach Aufmunterung, Erheiterung und Steigerung des Lebensgefühls, das Streben nach Selbstbehauptung, Macht und Distanzierung. Sie helfen, Aggressionen sozial akzeptabel auszuleben und dienen auch dem Bedürfnis nach Annäherung, Anerkennung und Zugehörigkeit. Durch sie werden Interaktionen und Begegnungen angeregt, vertieft und unterhaltsam. Die andauernde wechselseitige Abstimmung und Anpassung wird durch Humor gefördert und von ihm begleitet.

Die Autorin unterscheidet dann drei wichtige Themen der humorvollen Auseinandersetzung: erstens das Spiel im Kontext der obszön-erotischen Bedürfnisse, zweitens das ambivalente Spiel des Imponiergehabens, das mit Drohen und Werben zugleich verbunden ist. Und drittens die Auseinandersetzung mit Autoritäten. Humorinteraktionen fördern das Kunststück, mit den vielen widersprüchlichen Herrschaften, Ansprüchen, Erwartungen, Forderungen und wechselnden Ich-Idealen zurechtzukommen.

In freundschaftlichen Beziehungen spielt sich, trotz unterschiedlicher Wellenlänge, viel Humoriges ab. Aber Humorinteraktionen zwischen Freunden sind keineswegs nur herzlich und harmlos. Gerade weil man voneinander die Stärken und Schwächen kennt, kann Spott – ohne Absicht zum Beleidigen – die wunden Punkte treffen und Schwächen auf die Schaufel nehmen. Bloß gute Bekannte spaßen oft gröber und weniger treffend, weil sie einander nicht so gut kennen. Freunde streiten meist behutsamer und sie können einen Streit auch besser verkraften, wenn die Beziehungsebene stimmt. Humor wirkt wie ein Seismograph auf den Zustand von Beziehungen.

Wenn aber nur ein Part Sinn für Humor hat, dann fehlt die Stimmigkeit, und die Interaktion krankt an peinlicher Unterbrechung, Blickabwendung, unangenehmem Schweigen und verkrampftem oder gefrorenem Lächeln. Aber Humorinterventionen können eine Beziehung auch vertiefen und festigen.

Je besser das humorige Zusammenspiel gelingt, desto mehr werden problemträchtige Situationen, Konflikte und Entwicklungsaufgaben mit Witz bewältigt. Echte Humorinterventionen können ernst und heiter zugleich sein. Sie haben mit einem oberflächlichen *Nichts-ernst-Nehmen* oder *Alles-Überspielen* nicht viel am Hut.

Unter Freunden entfalten sich guter Witz und Humor leichter als unter bloß guten Bekannten – und das fördert die Beziehungs- und Konfliktfähigkeit. Der Sinn eines alten Sprichwortes wird bestätigt: *Deine Freunde sagen dir, wie du bleiben kannst und deine Feinde, was du ändern sollst.* Denn auch starke, wenngleich wohlwollende Kritik kann eine Beziehung verbessern, vertiefen und zu Veränderungen herausfordern.

Geschlechtstypische Unterschiede

Bisher wurden in der Humorforschung eher Rollenstereotype beschrieben, ohne den lebendigen Kontext und die Alltagssituation der Interaktion zu beachten. Demnach sind Jungen im Humorverhalten eher dominant und aggressiv, Mädchen eher unterwürfige und selbstkritische Mitlacher. Kaum beachtet wurde, daß sich Jungens mit cleverem Witz inszenieren, während Mädchen Humor oft in berührende Geschichten einbetten und mehr an Verständnis interessiert sind.

Bönsch-Kauke hat das Humorverhalten von Jungen und Mädchen aufmerksam in Alltagssituationen unter die Lupe genommen. Wie sehen die Humorintervention aus, wenn Jungen bzw. Mädchen unter sich sind und wie in gemischten Gruppen? Neben vielen Gemeinsamkeiten wurden auch tiefgründige Unterschiede zwischen den Geschlechtern gefunden. In Jungen- oder Mädcheninteraktionen hat Humor unterschiedliche Funktionen. Erstere bevorzugen Witzeln und Quatsch, letztere mehr Necken und Streiche. Bei Jungen überwiegt die Selbstinszenierung, bei Mädchen das Beziehungsinteresse.

In Jungengruppen wird mittels Humor viel gekämpft. Jungen demonstrieren einander Überlegenheit, Cleverneß und Kaltschnäuzigkeit. Sie verwenden gerne obszöne Worte, prahlen mit imaginierten Abenteuern, geben sich cool und rivalisieren durch Angriffe auf das Selbstgefühl. Sie lieben kämpferische Herausforderungen. Ob Kumpel oder nicht, es wird mit vollem Einsatz gekämpft. Mit Witz wird rücksichtslos aber meistens fair um Anerkennung gekämpft. Stärke, Schlauheit, Wendigkeit und Coolneß finden große Anerkennung.

In Mädchengruppen sehen die Humorinteraktionen etwas anders aus. Häufig geht es um Beziehungsthemen, um Liebesangelegenheiten, Intrigen, Kuppelei und Ausschluß als Bestrafungsstrategie. Wer unfair mit Freundschaft umgeht, wird stehen gelassen und ignoriert. Mädchen sind weniger kämpferisch. Sie gehen meistens sensibler mit Ablehnung und Anerkennung um. Und sie neigen eher zum Nachtragen als zum offenen Austragen von Konflikten. Sie rivalisieren durch Herabsetzung von Rivalinnen um begehrte Jungen.

In gemischten Gruppen, also zwischen den Geschlechtern, gibt es die meisten Probleme mit Humorinteraktionen. Hinterhältigkeit und Reizen, Ironie, Hohn, Quatsch, Ärgern und Witzeln finden häufig Verwendung. Jungen lieben das aggressive Gegeneinanderspielen, Mädchen eher das Miteinander und ein Verständnisspiel.

Während Jungen unter sich Differenzen direkt und kämpferisch austragen, neigen Mädchen im Humorverhalten eher dazu, Differenzen zu verringern. Jungen gehen direkt vor, Mädchen raffinierter und mit subversiven Verwirrspielen. Dadurch kommt es in gemischten Gruppen oft zu problemträchtigen Humorinteraktionen und ärgerlichen Kollisionen. Deshalb bezeichnen Jungen die Mädchen gerne als *Schnatterenten und Zicken*, während Mädchen die Jungen als *Stinkstiefel und Machos* attackieren. Wenn Mädchen verärgert werden, schnappen sie leicht ein – und das ist eine wirksame Strategie gegen jungenhafte Aggression.

In gemischten Gruppen führt das Wechselspiel von maskulinen und femininen Vorlieben, von Macht- und Ohnmachtsstrategien, Angriffs- und Verteidigungsstrategien zu viel kreativer Witzigkeit. Hier liegen auch die größten Herausforderungen für die psychische und soziale Entwicklung. Im humorvollen Austragen von Konflikten liegt die Chance für ein Verstehen geschlechtstypischer Andersartigkeit nach dem Motto: *Mädchen sind anders, Jungen auch.*

Zur Entwicklung des Humors bei Kindern

Der Ärger über die Widerständigkeit von Dingen und Menschen ist ein wesentlicher Motor für Auseinandersetzungen, für aktive und passive Anpassungsprozesse. Man wächst am Widerstand. Schon Heraklit wußte, daß der Widerspruch, der *Gegensatz der Vater aller Dinge ist*: polemos pater panton! Widersprüche äußern sich oft in Ambivalenzen, häufig verschwommen. Humor kann helfen, damit gut umgehen zu lernen.

Der persönlichen Entwicklung entsprechend ändern sich Verständnis und Zwischentöne der Humorinteraktionen. Die Peers lernen etwa, Normbrüche humorvoll abzufedern statt wütend um sich zu schlagen. Von Wut und schlechter Laune über ernsthafte Auseinandersetzung bis zur Erheiterung über ausgetragenen Streit gibt es sozusagen Stufen emotionaler Bewältigung konfliktreicher Situationen. Und das Gefühl der Freude belohnt jeden geglückten Entwicklungsschritt.

Mit zunehmendem Alter ändern sich die emotionalen Zwischentöne, die Qualität und Quantität der Humorinterventionen. Zuerst dominiert der *aktionale*

Humor, dann folgt der *verbale* und schließlich spielt der *intellektuelle Witz* eine große Rolle. Kleine Kinder lieben Aktionsspiele, Wortspiele, Scherzrätsel und Reime, größere bevorzugen Gedankenspiele und kompliziertere Witze. Es konnten drei aufeinanderfolgende Niveaus von humorvollen Interventionen beobachtet werden: *grotesk-clowneske, parodistische und satirische Interaktionen.* Zuerst überwiegt *Heiterkeit aus dem Bauch heraus*, gefolgt von Nachahmung und Nachäffen und schließlich die Produktion eigenerdachter Witzigkeit.

Von der 2.–4. Klasse ändert sich die Qualität von Humorverständnis, Akzeptanz und Humorkreation. Ältere Kinder erwarten weniger Albereien und mehr geistvollen Humor. Dabei äußert sich Humor als Gemüt, Witzigkeit und Verstand. Und mit dieser Veränderung ist auch die Entfaltung interaktiver, sozialer und emotionaler Kompetenz verbunden.

Die Gemeinschaft von Peers ist ein zentrales Medium für die Entfaltung des Sinnes für Humor. Lachen ist nicht nur ansteckend, sondern oft auch mit Anerkennung verbunden. Die witzigen Vorbilder werden gerne nachgeahmt. Und Nachahmung fördert die eigene Phantasie. Humorbegabung ist mindestens so viel wert wie Schulwissen.

Peers genießen die Lektionen in Überlebenskunst durch einen *Unterhaltungskünstler* aus ihrer Mitte. Sie zeigen, wie man Alltagsärger in Erfreuliches verwandeln kann. Der Spaßvogel oder die Ulknudel verbreiten gute Stimmung nach dem Motto: *Lach doch mal, es ist so schön!* So lernt man, Mieses und Widerliches leichter zu nehmen und über Schmerzen zu scherzen.

Witzbolde werden zumindest heimlich, oft auch unheimlich anerkannt. Denn belastende Situationen werden mit Spaß viel leichter ertragen. Sozialer Sprengstoff wird humorvoll entschärft. Das kann zu köstlichem Zusammenspiel humoriger Aktionen führen. Denn jeder bringt sein Potential ein, sei er humormäßig minder- oder hochbegabt. So fordern sich die Kinder wechselseitig heraus und fördern den Sinn für Humor.

Peers und die Gestaltung des Zusammenspiels ohne direkten Einfluß von Erwachsenen zählen nachhaltig zu den einflußreichsten Bedingungen der Entwicklung von Humor im Grundschulalter. Die Beobachtung humoriger Szenen zeigt aufschlußreich, wie viele Lerngelegenheiten, Erfahrungen aus Mißgeschicken und Verständigung über Heikles und Witziges – *nicht so Gemeintes* – nötig sind, um verständnisvoll miteinander Spaß haben zu können. Bönsch-Kauke faßt zusammen:

Je nachdem wie das Zusammenspiel zwischen Peers gelingt, können sich der Sinn für Humor sowie soziale Kompetenz als soziale Sensitivität (wie gut man andere versteht) und soziale Handlungskompetenz (wie gut man schwierige soziale Situationen meistern kann) mit ihren emotionalen, kognitiven und moralpsychischen Seiten entfalten.

Werfen wir einen Blick auf die Risiken der Entwicklung. Ähnlich wie Erwachsene können auch Kinder grausam quälen, hänseln, ärgern, entwerten und mit Spitznamen schmähen. Doch nicht darin liegt das Entwicklungsrisiko von humorigen Interaktionen. Wenn jemand beschämt und entwertet wird, macht sich meistens ein Kumpel aus der Gruppe für den Gequälten stark.

Bei den meisten Peers siegen Fairneßmaßstäbe. Wirklich problematisch ist aber der Ausschluß Gleichaltriger von der Kommunikation. Und die Ursachen dafür liegen oft in persönlichen Defiziten in der emotionalen, kognitiven und sozialen Entwicklung. Wer an der Humorinteraktion beteiligt ist, der gehört schon zur Gruppe.

Spitznamen – geniale Charakterisierungen

Spitznamen sind häufig originelle und treffende Charakterisierungen von Mitspielern und Spielgefährten. Dagegen sind die üblichen Lehrerurteile witzlos. Da werden die Schüler nach Schultüchtigkeitsnormen in Fleißige und Faule, Begabte und Dumme, Disziplinierte und Störer, Brave und Freche, Vorwitzige und Schüchterne eingeteilt. Auch die soziometrische Einteilung in Beliebte und Unbeliebte, Abgelehnte oder Ignorierte, Alphatiere und Außenseiter ist vergleichsweise farblos.

Interaktionen müssen aus der Perspektive aller Beteiligten betrachtet werden, Kinder, die sich in vielerlei Situationen kennenlernen, erfassen das Wesentliche des Charakters viel besser.

Ein wichtiges Beurteilungskriterium bei den Peers ist, ob jemand Spaß versteht. Die Spitznamen treffen deshalb wirklich Charakteristisches: *Weichling, Professor, Stänkerfritz, Klassenclown, Giftzwerg, wilder Hund, Weichpudding, Eigenbrötler, Allwissender, Klette, Zornröschen, unbeschriebenes Blatt, Trieftüte (Musterschülerin) usw.*

Wer keinen Spitznamen hat, mit dem können Kinder nichts anfangen. Manche haben gleich mehrere. Witzbolde, die eine kesse Lippe riskieren, sind oft warmherzige Kritiker und feinfühlige Kenner der Stärken und Schwächen anderer Kumpel. Brav Angepaßte ziehen gerne hinterrucks über andere her. Manche

Spitznamen können einen Entwicklungsimpuls auslösen und manche werden nur heimlich gesagt. Die Grenze zwischen Kosenamen und Schimpfnamen ist natürlich fließend.

Spitznamen sind oft geniale Abstraktionsleistungen. Pointiert, als Huldigung oder Beleidigung, bringen sie zum Ausdruck, was man mit jemandem erlebt und erfahren hat, wie man ihn daher einschätzt und was man von ihm erwarten kann. Wie eine Faustregel enthalten sie einen Tip, wie man am besten mit diesen Typen zurechtkommen kann.

Unterschiede in der Humorbegabung – Typen von Kindern

Es gibt das kollektive Gelächter einer ganzen Klasse, ein Wir-Gefühl, das in kindlicher Unbekümmertheit und im Frohsinn der Kinderzeit begründet ist. Der Sinn für die vielen Humorinterventionen ist unterschiedlich. Alle Kinder haben Humor, mehr oder weniger. Je nach Naturell und Temperament und abhängig von Situationen kommt er zum Tragen. Die einen zeigen bei jeder Gelegenheit Humor, andere nur im sicheren Kreis wohlwollender Freunde, in der Schulpause oder in der Freizeit zu Hause.

Manche Kinder sind offen und unverstellt, manche beherrschen die Kunst der Verstellung und des Eindruckmachens, manche tarnen ihre Schwächen hervorragend. Auch Kinder inszenieren sich und ihr Erscheinen ganz unterschiedlich. Sie führen sich auf!

Vereinfacht gesagt gibt es *heitere, ernste und eher schlechtgelaunte Kinder*. Humorige Kinder gehen mit Gefahren diplomatisch um, ernste Kinder rivalisieren mehr, und mißlaunige führen eher Beschädigungskämpfe. Ernstere Schüler orientieren sich an der Schulnorm, sind oft ehrgeizig, werden wegen ihrer Leistungen zwar anerkannt, sind aber nicht unbedingt beliebt.

Humorbegabte sind wegen ihrer ausgeprägten Sozialkompetenz ganz oben in der Beliebtheitshierarchie. Schlechtgelaunte werden gerne an den Rand gedrängt. Heitere und humorige Kinder gehen oft versöhnlicher mit der Spannung zwischen Tradition und Innovation um. *Wer die Klaviatur des Humors mit dem nötigen Ernst beherrscht, ist beliebt und populär in der Klasse.* (Bönsch-Kauke)

Peers, die Heiterkeit und Ernst in Balance aufweisen, haben das größte Ansehen, sind oft Vorbilder und Idole für die anderen. Sie haben auch die meisten Kontakte in der Gruppe und eine breite Palette kreativer Humorinteraktionen. Ihr Sinn für Humor führt dazu, daß sie qualifizierten Humor produzieren. Nicht die Quantität, sondern die Qualität des Humors ist für Ansehen und Beliebtheit ausschlaggebend.

Je nach Entwicklungsstand einer Gruppe verändert sich auch die Popularität von Peers. So ist etwa in der 4. Klasse der *Klassenclown* sehr beliebt, weil dieses Alter sehr sensibel für die Entwicklung des Sinnes für Humor ist. Wer es mit dem Spaß oder Ernst übertreibt, verliert an Ansehen und Beliebtheit. *Populäre Kinder sind ‚Experten' für die aktuellen Bedürfnisse der Peers. Sie können sich sensibel und heiter-gelassen auf andere einstellen.* (Bönsch-Kauke)

Charme und Einfühlungsfähigkeit, Selbstsicherheit, Eigenständigkeit, Authentizität und Fairneß genießen in der 6. Klasse große Bewunderung. *Humortüchtige Kinder färben nicht schön, sondern begreifen ihr arteigenes Problem als Entwicklungsaufgabe. Wer mit sich und anderen in Einklang lebt, wirkt integriert und charismatisch.* (Bönsch-Kauke)

Auch in der 6. Klasse spielt Humor als gute Laune nach Bönsch-Kauke eine wichtige Rolle: *Diese Kinder leben nach dem Motto: „Wenn man schon in die Schule geht, sollte man sie auch ernst, aber nicht zu ernst nehmen!" Sie empfinden die Schule nur als halbe Verpflichtung, erfüllen Normen und überschreiten sie auch, mischen gute und böse Absichten. Die Heiteren sind in zahlreiche Beziehungen einbezogen, sind „verliebt", haben häufig wechselnde Freundinnen oder Freunde. Sie sind die Mittelpunktskinder.*

Beliebtheit ist eine wichtige Dimension. *Kinder mit Sinn für Humor haben die meisten Freunde in der Klasse. Traurige, leicht verstimmte oder mißlaunige Kinder finden dagegen nur schwer Freunde. Wer andere unangemessen ärgert oder „beleidigte Leberwurst" spielt, hat ausgespielt.*

Kinder, die andere unwillkürlich aufmuntern und zum Lachen bringen können, sind meistens flexibler, abenteuerlustiger, sie lieben Freiräume und Spielräume. Damit ist die Fähigkeit zu stimmiger Humorinteraktion verbunden. Bönsch-Kauke:

Im Sinn für Humor sind quasi früher humorvoll bewältigte problemträchtige Situationen zwischen Peers verinnerlicht. Dies könnte eine Erklärung dafür sein, daß humorvolle Kinder so beliebt sind. Nicht von ungefähr sind humortüchtige Kinder populär und beliebt. Humor ist emotionale Kompetenz par excellence und im weiteren Sinn soziale Kompetenz.

Bönsch-Kauke faßt die Bedeutsamkeit von Humor kurz und bündig zusammen: *Humor unter Kindern bietet großartige Kompetenzreserven und Entwicklungschancen, vor allem für das soziale Lernen.*

Drei Kategorien humorvoller Interaktionen

Aufgrund ihrer Untersuchung unterscheidet Bönsch-Kauke drei Hauptformen humorvoller Interaktionen, die sich im Verhalten und Reden äußern, nämlich *clowneske, parodistische und satirische. Clownesk* sind etwa kaspern, Klamauk machen und sich Inszenieren. Das äußert sich in Mimik, Gestik und Körperhaltung. *Parodistisch* wird Verhalten pantomimisch karikiert, übertrieben, nachgeäfft, oder es werden verbale Äußerungen schelmisch und wortgewandt überspitzt oder verdreht. Und *satirische Formen* zeigen sich im angriffslustigen Attackieren von Schwächen.

Bei den Arten des Humors werden folgende unterschieden: *Ironie, Scherz, Hohn, Jargon, Witzeln, Heiterkeit, Quatsch, Necken, Streiche, Ärgern und Spiele*. Ironie meint, daß man freundlich das Gegenteil des Gemeinten sagt. So kann leise Kritik verblümt und nur leicht herabsetzend oder kaum verletzend geäußert werden. Scherze sind harmloses Vergnügen. Spott kann verwundbare Punkte bissig treffen und äußert sich meistens als verkraftbares Sich-Lustig-Machen über etwas. Hohn will auf jeden Fall verletzen. Er äußert sich als Mobben, Auslachen und Quälen in verschiedener Intensität. Mit Jargon werden coole Sprüche, markige Ausdrücke und unverschämte Redeweisen bezeichnet.

Witzeln ist eine Vorstufe zur eigenerdachten Witzigkeit. Kinder sind oft einfach *gut drauf*, und ihre Heiterkeit wirkt ansteckend. Alles Mögliche kann durch den Kakao gezogen werden, was man Quatschmachen nennen kann. Da wird lustvoll Unfug gemacht, es wird herumgealbert, Clownerie und Klamauk produziert – Verrenkungen, Grimassen schneiden. Necken umfaßt scherzhafte Annäherungs- und

Flirtversuche, etwa Kneifen, an den Haaren ziehen, Stupsen und ähnliche Provokationen. Streiche und Unfug, also Quatsch machen, meint, etwas Unartiges tun, Sachen verstecken, den Stuhl wegziehen. Gespannt wird dann auf die Reaktion des Opfers gewartet.

Ärgern ist eine kränkende Provokation, die meistens das Selbstgefühl treffen will. Jungen spielen gerne *Mädchen ärgern*, etwa durch blöde Bemerkungen, an den Haaren ziehen und Dinge wegnehmen. Weiter kann man noch die Kategorie Spielen finden, ein *So-tun-als-ob*, sei es sprachlich oder im Verhalten bis hin zu Rollenspielen, Sprachspielen und Reimen im Wettkampf.

Ausdrucksweisen von Humor und Lachen

Humor kann sich in Worten oder Gedanken, aber auch im Verhalten, in der komischen Verwendung von Dingen, Scherzartikeln etwa, äußern. Und er kann sich natürlich auch zugleich auf verschiedenen Ebenen abspielen. Körperlich äußert er sich im Herumtollen, Nachäffen, in Mimik und Gestik, oft im Blickverhalten – sich spitzbübisch zuzwinkern –, aber auch stimmlich im Lachen mit einer Vielfalt an Formen. Es gibt aber auch ein Lachen ohne Humor und Humoräußerungen ohne Lachen, also trockenen Humor.

Sehen wir uns einige *Spielarten des Lachens* an: belustigtes Lachen, schalkhaftes oder schelmisches Lachen, wenn ein Streich gelungen ist – Ätsch reingefallen! – fröhliches Lachen aus Heiterkeit, verschmitztes und verwundertes Lachen, schadenfrohes oder freundliches Lachen, verlegenes Lachen, Kichern, heiteres Schmunzeln, gruseliges Lachen über Schauriges, Lachsalven als herzhaftes Gelächter einer ganzen Gruppe, erleichtertes Lachen, verschämtes, also leises

Lachen, gequältes und müdes Lachen, etwa wenn ein Scherz nicht angekommen ist.

Problematische Humorinteraktionen

Eine Humorinteraktion kann einen Hilfsbedürftigen unterstützen, Mitgefühl ausdrücken, Solidarität signalisieren, einen Konflikt ansprechen, forcieren oder aber entschärfen und viel Spaß machen. Sie kann aber auch danebengehen und verletzen.

Humor kommt meistens nicht gut an, wenn er hinterhältig und unfair, gehässig und unsensibel oder geschmacklos angewendet wird. Besonders dann, wenn er unter der Gürtellinie liegt, primitiv, schroff und zotenhaft ausfällt, wird er abgelehnt. Auch dann, wenn er allzu aufdringlich der Selbstdarstellung und dem schroffen Rivalisieren gilt, kommt er nicht gut an. Reizen und Provozieren hat oft mit Flirten zu tun und soll nicht zu dick aufgetragen sein. Wenn die Situation nicht stimmig ist, wird eine Humorinteraktion als aufdringlich, kindisch oder geschmacklos erlebt und auf verschiedene Weise abgewiesen.

Betroffene reagieren verärgert oder gekränkt. Das kann der Initiator oder der Empfänger der Humorinteraktion sein: der Witz kommt nicht an, der Empfänger reagiert verletzt. Wenn Humor nicht ankommt, folgt keine Resonanz, oder es wird Widerstand geäußert. Der mißglückte Humorversuch wird durch Beschimpfung, Vorwürfe oder Sanktionen quittiert. Etwa durch folgende Bemerkungen: *Eh, sehr witzig!* oder *Herr Ober, ein Kitzelbesteck!*

Humorinterventionen ereignen sich immer in sozialen Kontexten, sind also mit Situationen und Interaktionen verbunden. Welche Humoraktion okay ist, muß manchmal auch ausgehandelt werden. Das kann durchaus mit Sanktionen verbunden sein: Bis hierher und nicht weiter! Die Art der Beziehung – gute Freunde, Bekannte, Kumpel oder Rivalen und Gegner – ist entscheidend für das Gelingen einer Humorintervention. *Beste Freunde finden meist das Gleiche amüsant, lächerlich oder witzig. Da wird selten etwas mißverstanden oder anders als gemeint ausgelegt,* sagt Bönsch-Kauke.

Die Wirkung von Humorinteraktionen

Es ist wichtig, die beabsichtigte Wirkung einer Humorinteraktion, ihr Wozu und ihre Wirkung zu beachten. So besteht oft einfach die Absicht, Amüsement und Unterhaltung zu bewirken oder einen Kontakt anzubahnen, Grenzen auszuloten, erotischen Wünschen durch Anspielungen Ausdruck zu verleihen oder Ärger und Aggression zu äußern.

Weiter können Humorinteraktionen dem Durchsetzen von Interessen dienen, der Entlarvung von Wahrheit, der Spiellust, dem Herausfinden von Identifikationsmustern. Damit ist die wichtige Frage verbunden: Welche Eigenschaften, Verhaltensmuster und Vorbilder sprechen mich an, passen zu mir? Welche bewundere ich, strebe ich an – und welche lehne ich ab?

Durch Auslachen kann man auch abgrenzen und ablehnen. Spitznamen bringen etwas Charakteristisches, Eigenarten, Stärken oder Schwächen auf den Punkt. Humorinteraktionen können einfach Ausdruck von Spontaneität sein und gute Stimmung auslösen, etwa durch intellektuelles Blödeln. Eigene Schwächen können humorig überspielt, Flirt angebahnt und ein Gegner oder Angriff dadurch abgewehrt werden.

Bewußte und unbewußte Motive für Humorinteraktionen

Eine kurze Auflistung der Motive und Ursachen für Humorinteraktionen, die meistens vielschichtig sind, zeigt die enorme Breite der Palette: Abwehr von Beschämung, Streben nach Dominanz und Abwertung anderer, etwa Schwacher und Dummer, Streßreduktion und Erholung nach Anstrengungen.

Der Wunsch nach Anerkennung, als cool, clever, gewitzt und einfallsreich zu gelten, spielt eine sehr große Rolle. Die Abwehr von Angst und Grauen durch makabre Witze ist sehr beliebt. Schadenfreude, Überspielen von Verlegenheit, Lust am Widersprechen, Bedürfnis nach Zuwendung, Kontakt und das Bedürfnis, voll in die Gruppe aufgenommen und geachtet zu werden, sind von größter Bedeutung. Neben dem Geltungsbedürfnis spielen die Freude an Rhythmus, Reim und Sprachspiel bei Kindern eine große Rolle. Auch der Stolz auf *In-Group-Wissen – dabei zu sein* – ist nicht zu verachten.

Das Spielen mit Sextabus, Zweideutigkeiten, Schlüpfrigkeiten und obszönen Anspielungen helfen, mit Ambivalenzen und Unsicherheiten in diesem Bereich umzugehen. Auch Normbrüche bezüglich des Verdauungsfinales sind sehr beliebte Motive. Humor wird oft benützt, um Wertschätzung und Ansehen zu bekommen. Das Gefühl, beim sozialen Vergleich zu kurz zu kommen, erzeugt Neid, der auch durch Humor kompensiert werden kann.

Zusammenfassung: Humor – Motor und Ausdruck psychosozialer Kompetenz

Die bunten Spielarten des Humors machen den mühsamen und trockenen Alltag von Schulkindern erträglich. Ulk und Quatsch, Nachäffen und parodistische Spiele, Wortspiele mit und ohne Mehrdeutigkeit, böse und gute Witze und eine Vielfalt von Blödeleien und Herumalbern machen Spaß und erheitern die Sinne.

Die mit Abstand häufigsten Humorformen in der Kinderwelt sind *Heiterkeit, Spott, Necken, Witzeln und Quatsch machen.* Dabei überwiegen parodistische Formen, also nachäffen, übertreiben, sowohl pantomimisch wie verbal. Verbündet ziehen die Kids gegen Lehrer, Eltern und fremde Leute zu Felde. Hauptsache ist, daß sie Aufmerksamkeit erregen, schockieren und vor allem Spaß dabei haben.

Wohlwollendes Lachen aus Lust, Spaß und Fröhlichkeit wird viel häufiger verwendet als schadenfrohes und boshaftes Auslachen. Beweggründe für Humorinteraktionen sind überwiegend das Bedürfnis nach Zuwendung, Anerkennung und Streßreduktion. Aber auch kompetitive Bedürfnisse wie Schadenfreude, Abwerten und Dominanz spielen eine wichtige Rolle.

Etwa ein Viertel aller Humorinteraktionen kommt aus dem Bedürfnis nach Zugehörigkeit zur Gruppe, der man sich verbunden fühlt und in der man anerkannt sein will. Die häufigsten Funktionen des Kinderhumors sind Amüsement, Kontaktanbahnung und Identifikationsmustern. Mit Abstand folgen dann Spiellust, Wutlust und Wahrheit entlarven. Somit dominiert das Bedürfnis nach Aufmunterung, Erheiterung und Steigerung des Lebensgefühls.

In nahezu der Hälfte humorvoll inszenierter Interaktionen leben uns die Kinder vor, wie einem tristen Schulalltag angesichts von Kindersorgen, -ärger und -kummer Lebensfreude, Kurzweil, Attraktivität und Behagen in der Gemeinschaft abzugewinnen sind. (Bönsch-Kauke)

Das Hauptmotiv für diese humorigen Kommunikationsweisen ist das Bedürfnis nach *Zuwendung, Anerkennung und sozialer Beteiligung*. Dadurch werden Angst und Streß vermindert, Sorgen und Widerlichkeiten für kurze Zeit vergessen. Das Alltagsleben soll einfach Spaß machen. Nur knapp 10% aller beobachteten Humorszenen wurden aus Schadenfreude geboren.

Viele Kinder würden sogar freiwillig in die Schule gehen, weil sie dort ihre Kumpels treffen und viel Spaß miteinander haben. Im Unterricht sorgen spontane Heiterkeitsausbrüche für Entspannung. Als etwa im Musikunterricht die Instrumente durchgenommen wurden, beginnen einige beim Wort „Klarinette" zu lachen, weil sie ein Doppelsinn anspringt: Klari, die Nette! – und die ganze Klasse brüllt vor Lachen.

Mir ist an der Fachhochschule auch mal eine ähnlich witzige Szene passiert. Ich erkläre das Phänomen der Borderline-Störung. Der Blick auf die Gesichter der Studierenden zeigt mir, daß sie meine Ausführungen nicht wirklich verstanden haben. Ich sage dann: *Ich möchte versuchen, das klarer zu sagen.* Da sehe ich die Studentin namens *Klara* vor mir sitzen und mir fällt der Doppelsinn auf: *Ich möchte versuchen, das Klara zu sagen!* Als die Studierenden diese komische Szene kapiert hatten, mußten sie schallend lachen.

Solche gemeinsamen Heiterkeitsausbrüche lassen kurz echte Gemeinschaft und ein Hochgefühle erleben. *Gemeinsam lachen* – und nicht auf Kosten anderer, ist einfach wohltuend. Alle fühlen sich angenehm berührt, weil warmherziger Humor Harmonie, Entspannung und Verträglichkeit fördert. In solchen Situationen sind alle Beteiligten Gewinner. Selbst sozial isolierte Schüler fühlen sich in die Lachgemeinschaft integriert.

Für das Kennenlernen der Unterschiede sind Neckereien, Scherze, Flirts, witzige Ausdrücke und Schwänke einfach notwendige Begleiterscheinungen. Eigenheiten werden übertrieben, über Schwächen wird gelästert, und Stärken werden ironisch bewundert.

Bei diesen spaßigen Beschimpfungen sind Mädchen nur selten unterlegen. Sie kontern gerne durch trickreiche Verwirrspiele und taktische Manöver und führen so manchen Jungen an der Nase herum. Etwa, indem sie so lange reden, bis sie wieder Recht haben. Mädchen reden und kichern, fabulieren und schwatzen gerne. Bei ihnen dreht sich vieles um die Liebsten und die Konkurrenten. Sie rivalisieren aber viel subtiler als die Jungen.

Jungens malen sich lieber kämpferische Abenteuer aus, imponieren einander mit phantasierten Eroberungen. Das Interesse, einander bei aller Verschiedenheit zu verstehen, überwiegt zwar die kürzere Entwertungsphase, bleibt aber mit recht gemischten Gefühlen verbunden. Und diese Widersprüche und antagonistischen Gefühle sind ein guter Boden für humorvolle Interaktionen.

In der Gestaltung von Beziehungen erfüllen humorige Interaktionen sehr vielfältige und widersprüchliche Aufgaben. Humor bewältigt dabei drei Aufgaben: er hilft, Grenzen auszuloten, die Wahrheit zu sagen und dabei auch fair zu bleiben. Aber Humor versteht nur derjenige, der ihn einsetzen und annehmen, austeilen und einstecken kann, ohne zu kränken, zu verletzen oder zu verstimmen und verstimmt zu sein. Guter Humor beachtet die Grenze zwischen kreativ ärgern und herausfordern oder aber kränkend und erniedrigend verärgern.

Zehnjährige befinden sich in dieser Hinsicht in einer sehr sensiblen Phase. Die Kids brauchen einander als *Sparringpartner*, damit sie ihren Sinn für fairen Humor entfalten, das Verstehen und Verwenden von Humor so üben können, daß er nicht peinigt und zum Problem wird. Letzteres ist aber in etwa 50% aller Humorinteraktionen noch der Fall. Sparring ist bekanntlich ein Boxtraining, wobei ein Übungsball zum Schlagtraining verwendet wird. So kann ein begabter Spaßvogel als *Humortutor* wirken, der die Kids nach allen Regeln der Kunst in das Späßemachen einführt.

Gute Freunde hänseln einander, tauschen die Rollen, kritisieren einander mit einem Lächeln auf den Lippen und trainieren so einen guten Umgang mit ihren Schwächen und Macken. Ironische und selbstironische Bemerkungen begleiten diese spielerisch-ernste Auseinandersetzung mit den Schattenseiten. Manchmal spielt der eine den Heiteren und der andere den Ernsten und Besorgten.

Jungen fordern einander auf allen Ebenen heraus. Das uralte Spiel, wer am weitesten pinkeln kann, feiert immer wieder fröhliche Urstände. In coolen Schmähgefechten, durch Lästern, Spotten und Höhnen, versuchen sie, einander mehr oder weniger geistreich zu überbieten. Facettenreich läuft der Wettkampf um die Chefrolle. Tabuthemen lösen häufig satanisches Gelächter aus.

Der alltägliche Umgang miteinander, Reibereien und Querelen, das Ausspielen von Stärken und Vertuschen von Schwächen fördert die gegenseitige Menschenkenntnis. So lernen sie einander kennen und wissen dann, was sie voneinander zu halten und zu erwarten haben. Durch Spitznamen werden typische Stärken und Schwächen oft genial auf den Punkt gebracht.

In der humorvollen Interaktion der Klasse spiegelt sich die ganze Dynamik einer Gruppe. Der Sinn für

Humor bestimmt auch den Rang in der Gruppe und das Ausmaß der Integration. Wer die bunte Klaviatur des Humors in seinen mannigfaltigen Spielarten taktvoll beherrscht und mit den meisten Kindern gut umgehen kann, der hat eine Topposition. Als einflußreiche Stars oder Vorbilder gelten humorvoll ernste Kinder, die große soziale Kompetenz haben, provozieren, aber auch schützen und trösten können.

Kinder brauchen und suchen Vorbilder. Natürlich müssen sie jegliche Autorität testen und mit kritischem Blick prüfen. Angemaßte Autorität wird kräftig auf die Schaufel genommen und lächerlich hingestellt. Geschützt durch die Joke-Fassade, die den Rückzug in die Doppelbödigkeit offenläßt, nehmen sie jedes Verhalten, das sie irgendwie komisch finden, aufs Korn.

Nachahmung kann boshaft, aber auch ein Kompliment sein. Alle möglichen Verhaltensweisen von Peers oder Erwachsenen werden nachgeahmt. Kinder prüfen, was gerade ins eigene Verhaltensrepertoire paßt und was sie schroff ablehnen müssen. Bönsch-Kauke nennt den Vorgang des Ausmusterns von Merkwürdigkeiten zwecks vorübergehender Identifizierung *Identifikationsmustern*. Dadurch werden Eigenheiten von anderen mit Spaß übernommen und durchgespielt. Kinder experimentieren so mit Regeln für das Zusammenleben und mit Verhaltensweisen für Selbstdarstellung und Selbstverständnis.

Humorige Interaktionen lösen nicht nur Lachen aus. Sie werden von einer Vielfalt mimischer und gestischer Ausdrucksweisen begleitet: zuzwinkern, augenrollen, ruckeln und schuckeln. Oft wird mit todernster Miene mühsam das Lachen zurückgehalten. Auch das Lachen ist extrem nuancenreich. Vom klaren Haha über Hoho und ein gruseliges Huhu oder ein obszönes Houhou zum quietschigen Höhö bis zum händereibenden Hihi variiert es mit vielen Zwischentönen.

Kinder sind gerne fröhlich und lachen in der Gemeinschaft oft auch um des Lachens willen. Sie können noch viel leichter ohne jeden Grund herzhaft lachen als wir Erwachsenen, einfach aus Lebenslust und Lebensfreude. Elfjährige *Kichererbsen* werden häufig von schwer kontrollierbaren Lachwellen erfaßt.

Es gibt fast unendlich viele *Lachanlässe*: verblüffende Späße, witzige Sprachspiele, überraschende Schlagfertigkeit. Auch Ungeschicklichkeiten, Fehler, Normverletzungen, Nonsens und alle möglichen Verhaltensweisen, die komisch erlebt werden. Gewiefte führen ad absurdum, was real nicht zu ändern ist. Oft dienen humorige Szenen auch als Ventil für Bedürfnisse, die mit verheimlichten oder verpönten Gefühlen verbunden sind. Oft helfen sie, Ängste, Kränkungen und Spannungen abzubauen.

Scham und Schuld, Versagen und Versuchungsängste, Minderwertigkeitsgefühle und Allmachtphantasien können mit Humor besser bewältigt werden. So lernen die Kinder am besten mit all den vielen Widersprüchen in ihrer turbulenten Seele und im sozialen Miteinander und Durcheinander kultiviert umzugehen. Sowohl makabrer, schwarzer als auch freundlicher und wohlwollender Humor hat seine Bedeutung und seinen Wert.

Vor allem mit Humor können die Kinder Ohnmachtsgefühle gegenüber der Institution Schule und gegenüber Älteren überspielen, durchspielen und mal unbeschwert fröhlich sein. So können sie die vielen

Entwicklungsaufgaben und Anpassungsprozesse gut bewältigen.

Spielerisch trainieren sie soziale Sensibilität und Kommunikationsfähigkeit, erwerben Menschenkenntnis und finden ihre je vorläufige Art und Weise der Identität und Selbstentfaltung. Für die Kultivierung und Modifizierung ihrer Triebkräfte und sozialen Geltungsbedürfnisse, für ihre Gefühls-, Kommunikations- und Konfliktkultur ist Humor ein Basisvitamin und vor allem ein Elixier der Lebensfreude. Bönsch-Kauke: *Humor ist sozialpsychische Kompetenz par excellence, Lebenskunst, ein Muß für lebenswertes Zusammenleben.*

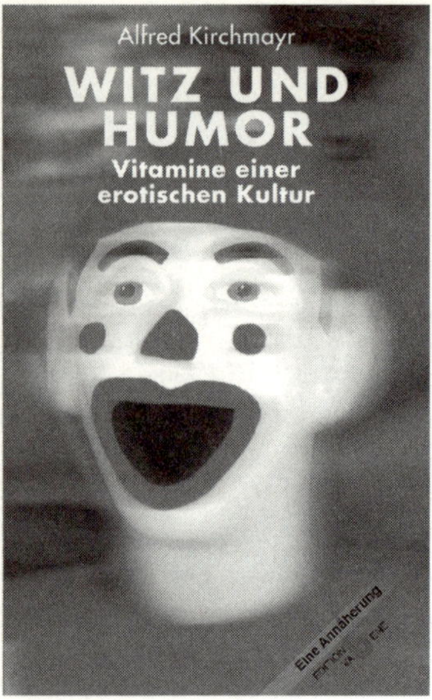

Im denkwürdigen Jahr 1905 hat Sigmund Freud ein geniales – und viel zu wenig beachtetes – Buch veröffentlicht: Der Witz und seine Beziehung zum Unbewußten. Dieses Jubiläum nehme ich zum Anlaß, für die stärkere Beachtung der komischen Gesellen Witz und Humor zu werben. Meine Erfahrungen als Psychoanalytiker und Zeitgenosse legen mir dies nahe, denn in jedem Witz ist ein Problem verborgen, das der Beachtung bedarf. Die Entfaltung von Humor fördert trotz aller Misere in der großen Welt und in den kleinen Welten von uns Erdkrustenbewohnern Konfliktfähigkeit, Toleranz und Lebensfreude.
Das Buch versteht sich als Sach- und Lachbuch. Mit vielen Witzen gewürzt, enthält es bescheidene Annäherungsversuche: das Wesen des Witzes und des Humors; der Clown als scheiterndes Stehaufmännchen; die Rolle von Torheit, Dummheit und Witz im Spiel des Lebens; Witz und Humor in der Psychotherapie; erotische Kultur statt neurotischer Verengung; das Blödeln und kultivierte Kindlichkeit; Wanderungen durch Witzlandschaften; die köstliche Lebensweisheit des jüdischen Witzes. Abschließend folgt ein Gespräch mit Paul Flora über Witz, Humor und Lebenskunst.

6. Prinzip Ermutigung: Erziehen mit Freude, Lachen und Humor – trotz aller Zores!

Nachdem wir – woher immer – auf die Erde gepurzelt sind, gelangen wir in die Hände von Erwachsenen, die uns dann mehr oder weniger liebevoll und aufmerksam aufziehen und erziehen. Wenn wir Glück haben, bekommen wir Eltern, die uns mit Freude empfangen und mit Lachen und Humor erziehen und wachsen lassen – trotz aller Schwierigkeiten.

Die Sache mit dem Erziehen ist nämlich vielfältig und kompliziert. Da gibt es die einen, die genaue Anweisungen geben, wie man erziehen soll. Und da gibt es allzu selten auch andere, die wissen, daß Erziehen eine Kunst ist, die großer Spielräume und Freiräume bedarf. Erziehen ist nichts anderes als die bewußte und unbewußte Wirkung, die wir aufeinander haben. Entscheidend ist also, wie wir aufeinander wirken, wie wir mit Gefühlen, mit Gedanken, Idealen und den vielfältigen Bedürfnissen, mit Lust und Frust umgehen – und wie wir die vielfältigen Beziehungen gestalten, die unser Leben ausmachen.

Werfen wir also einen Blick in die widerspruchsreiche Welt des Erziehens. Was hilft uns dabei, die Freude an den Purzelbäumen, die Lebensfreude und die Begeisterung für die vielen faszinierenden Dinge des Lebens nicht zu verlieren?

Die neunfache Mutter Anna Wahlgren ist Schwedens populärste Kinderexpertin. Ihre Pädagogik ist von Lebensfreude erfüllt. Sie hat erfahren, daß Lachen und Humor die wichtigsten Elixiere des Lebens sind –

und sie setzt sich für deren Verbreitung ein. Ich habe mit ihr sozusagen ein kurzes Interview gemacht, das Sie, liebe Leserin und lieber Leser, animieren kann, der enormen Bedeutung von Lachen, Lebenslust und Lebensfreude mehr Aufmerksamkeit zu schenken.

Es liegt dann nahe, einen Blick in die Pädagogik des Tiefenpsychologen Alfred Adler zu werfen, der für Erziehung, Beratung und Therapie das *Prinzip Ermutigung* vertreten hat. Seine zutiefst soziale Psychologie der menschlichen Entwicklung basiert auf dem Gemeinschaftsgefühl und der Überwindung von Minderwertigkeitsgefühlen durch das Bewältigungs- und Geltungsstreben. In seinem Konzept der Psychotherapie spielen Humor, Witz, Freude und Tricks als Strategien der Veränderung eine entscheidende Rolle.

Schließlich werde ich einige ermutigende Einsichten des Familientherapeuten Steve Biddulph darstellen, der für eine Erziehung mit Freude, Hirn, Herz und Rückgrat eintritt. Er schärft vor allem den Sinn für die Vermeidung von entwertenden Programmierungen, durch welche die Seelenlandschaft der Kinder negativ beeinflußt wird – ganz im Geiste von Alfred Adlers Prinzip Ermutigung. Und den Eltern verschreibt er mehr gesunde Selbstsorge und den Genuß von sieben Vitaminen zur Pflege ihrer eigenen Kindlichkeit, damit sie auch mit ihren Kindern gut umgehen lernen können.

1. Erziehen mit Lachen, Freude und Humor – ein Gespräch mit Anna Wahlgren

Anna Wahlgren, Mutter von neun (!) Kindern, ermuntert und ermutigt die Eltern, sich auf ihre eigene Vernunft zu verlassen, was professionelle Experten oft ungewollt verhindern. Denn die meisten Elternratgeber beschäftigen sich eher problemfixiert mit Fehlern, die Eltern machen können. Wahlgrens Buch hat den schönen Titel *Das Kinder-Buch*. Es ist ein Manifest für Lebensfreude und Mündigkeit.

Die Autorin betont immer wieder die Freude, die die kleinen Erdenbürger haben und machen – trotz aller Zores! Sie stellt überzeugend dar, daß *Humor als Lebenseinstellung* und Weltanschauung ein *Allheilmittel* ist. Sie ermutigt die Eltern, mit Humor und Lachen die kleinen Erdenbürger heranwachsen zu lassen.

Das Kinder-Buch hat 821 Seiten und ein sehr praxisnahes Stichwortverzeichnis. Diese Vielseitigkeit kann schon mal abschrecken. Deshalb werde ich mit der Autorin sozusagen ein Interview machen. Die Themen Erziehen mit Humor und Freude, Lachen und Spaß stehen in diesem Gespräch im Vordergrund.

Es macht richtig Spaß, sich in dieses muntere, heitere und anregungsreiche Buch zu vertiefen. Die Autorin beschreibt locker und humorvoll, mit vielen Beispielen gewürzt, was sonst häufig akademisch-psychologisch und moralisierend-pädagogisch in schwer verdaulicher Weise den Lesern zugemutet wird.

Wahlgren schreibt sehr persönlich, offen und aus reicher Erfahrung: Sie wurde mit achtzehn Jahren ganz frisch verheiratet schwanger. Sie wußte nichts über Kinder und begann zu lesen. Je mehr sie las, desto größer wurde ihr Entsetzen. Wie viele Komplikationen kann es bei der Geburt geben! Und wie vieles kann da schiefgehen! Wie vieles kann man im Verlauf der Erziehung falsch machen!

Sich dem widersetzen, was uns vorgesetzt wird!

Doch sie ließ sich durch Experten nicht verunsichern: *Aber ich widersetzte mich dem, was man mir vorsetzte. Und ich habe meinem Trotz viel zu verdanken. Ich habe es abgelehnt, mich vom Ohnmachtsgefühl, das ich gegenüber den tiefenpsychologischen Zeigefingern empfand, überwältigen zu lassen. Ich dachte: Das Kind ist doch wohl aus demselben Stoff wie ich gemacht, oder?*

Deshalb ermuntert sie die Eltern: *Habt Selbstvertrauen!*

Und die Kinder: *Bewahrt euch eure Unschuldigkeit!*

Was sie zum Schluß den Kindern wünscht, faßt den Esprit ihrer Erfahrungen, Einsichten und Überzeugungen treffend zusammen:

Liebe Kinder! ... Bewahrt euch eure Freude, euer Lachen! Denn darin liegt die Liebe zum Leben und zum Mitmenschen. Laßt euch nie unterdrücken oder abstempeln, laßt euch nie zum Schweigen bringen. Verkauft eure Seelen nicht! Ihr habt das Recht auf einem Platz auf dieser Erde. Kämpft dafür mit Liebe!

Kinder sind unsere Entwicklungshelfer!

Was Goethe kurz und bündig sagte, weiß Wahlgren ausführlich zu schätzen: *Was sogar die Frauen an uns ungebildet zurücklassen, das bilden die Kinder aus, wenn wir uns mit ihnen abgeben.*

- Anna Wahlgren, Sie bezeichnen die Kinder als unsere Entwicklungshelfer, die unsere Art zu leben radikal in Frage stellen. Was können und sollen wir von ihnen lernen?

Kinder sind kein Hindernis. Die Hindernisse liegen in dir und in der Gesellschaft, die dich umgibt. Kinder können dich dazu zwingen, Prioritäten zu setzen. Sie können dich dazu zwingen, zu einer Veränderung der Gesellschaft in Richtung einer menschlicheren Gesellschaftsordnung beizutragen – egal, wie klein dein eigener Beitrag auch sein mag. Sie können dir die Augen öffnen, es dir ermöglichen, zwischen Wesentlichem und Unwesentlichem zu unterscheiden.

Sie können dir dabei helfen, dein Leben genauestens unter die Lupe zu nehmen; ein Leben, das in großem Umfang von Kräften gesteuert wird, deren Einfluß du lieber vermeiden möchtest; kommerzielle Interessen, bestimmte sozialpolitische Vorstellungen und anderes, von dem du dich vielleicht leicht manipulieren läßt. Sie können dich dazu bewegen, dir dein Leben wieder zurückzuerobern, dein Recht, Entscheidungen zu treffen, deine Freiheit, deine Urteilkraft.

Sie können dich die Welt neu entdecken lassen – die Welt, in der sie leben werden und zu der du ihnen den Weg zeigst. Sie können dir Wissen vermitteln – über die menschliche Natur und über dich selbst. Sie können dir die Wahrheit zeigen, ungehindert, unbegrenzt. Kinder sind kein Hindernis. Wenn du dir das einredest, betrügst du dich selbst. Kinder sind Weiterentwicklung.

Die Misere ist bekannt: Im Namen des Profits wird das natürliche Ökosystem der Erde gefährdet, global, regional und auch in jedem einzelnen Erdenbürger. In unserer eindimensionalen Konkurrenz-, Leistungs- und Konsumgesellschaft werden Kinder weithin als Störer aufgefaßt und oft entsprechend behandelt. Unsere natürlichen menschlichen Bedürfnisse und Beziehungen werden häufig entwertet und gelähmt. Und die drei primären Antreiber oder Triebe verkümmern dadurch leicht: der *Überlebenstrieb*, das Streben nach *sozialer Beteiligung* und das Streben nach *Weiterentwicklung*.

Pointiert sagt Wahlgren: *Das Herz der Kindheit wurde aus uns herausgerissen.* Die schlimmste, nämlich lähmende, entwertende und manchmal auch vernichtende Erfahrung – die oft schon kleine Kinder machen müssen – faßt sie in vier Worte: *Ich werde nicht gebraucht!*

Humor, Freude und Lachen – Elixiere der Lebenslust und Erziehung!

- Anna Wahlgren, Sie kennen die MÜHEN DES ELTERN-SEIN! Eben deshalb bedarf es des Humors?

Eltern zu sein ist etwas besonders Anstrengendes. Es ist dermaßen anstrengend, daß es dich in der Tat auflöst, könnte man fast sagen. Nicht daß die Elternschaft einen kaputtmacht. Ganz im Gegenteil. Sie ist sehr lehrreich. Jeder weiß, wie gut es dem menschlichen Gehirn tut, sich mit Problemen auseinanderzusetzen. Und wenn du dann ganz ausgelaugt bist, ist es dein letztes Ass im Ärmel, daß du noch deinen Humor hast!

Humor ist eine gesegnete Eigenschaft. Das Eigenartige beim elterlichen Humor ist, daß er erst mit Verspätung zum Einsatz kommt. Wenn die kleinen Kinder schlafen, kann man es sogar ganz lustig finden, daß die kleinen Engel den Kühlschrank geleert und den Teppichbelag mit Rührei dekoriert haben. Aber erst dann!

Kleine Kinder sind auch sehr anstrengend. Sie brauchen wahnsinnig vieles: Körperpflege, Geborgenheit, Zugehörigkeit, Liebe und Trost, Freiheit und Spielraum, Ruhe und Anregung, soziale Beteiligung und viel Lachen und Freude. Gerade wegen dieser enormen Anstrengungen wird die FREUDE AM LEBEN allzu oft vergessen?

Die Freude schließlich ist schon beinahe unter den Teppich der endlosen Klagen gekehrt worden: „Das Leben mit Kindern ist ja sooo anstrengend!" Welch eine Freude, diese kleinen Kinder! Kleine Kinder soll man genießen! Denn das Menschenkind will ja leben. Es will leben und findet es lustig, aufregend, faszinierend, herausfordernd, wunderschön, ein Geschenk des Himmels und einfach riesig.

Kleine Kinder begrüßen die Welt mit einem Lächeln – egal ob sich jemand bemüht, es hervorzulokken oder nicht. Die Kleinen lächeln aus purer Lebensfreude. Wenn die Überlebensangst überwunden ist, kommt die Freude. Und die Neugier. Und die Freude am Spielen. Wie bei kleinen Kätzchen. Und alle kleinen, neugeborenen Menschenkinder brauchen eine Bestätigung dieser Lebensfreude. Sonst könnte sie mit der Zeit erlöschen.

- KINDER ZUM LACHEN BRINGEN bezeichnen Sie als *rettende Heilung der Seele*? Lachen ist Lebenslust. Warum ist das so wichtig und gesund für Eltern und Kinder?

Wenn du ein kleines Kind nur durch Kitzeln zum Lachen bringen kannst, weil du selbst vom Lachen so weit entfernt bist, wie das Leben vom Tod, hat das Lachen trotzdem eine wohltuende Wirkung. Es erfordert so wenig, um ein Kind zum Lachen zu bringen – Eltern haben das immer gewußt. Sie schaukeln und wiegen ihre Kinder, pusten ihnen auf den Bauch, machen komische Gesichter und spielen den Affen; und das sprudelnde Lachen der Kinder ist so wunderschön, daß allein diese Laute die medizinische Wissenschaft dazu veranlassen sollten, vor dem Lachen den Hut zu ziehen. Ein lachendes Kind ist ein glückliches Kind. Ein glücklicher Mensch ist ein gesunder Mensch – oder hat wenigstens eine gute Chance, gesund zu werden!

- Sie betrachten das LACHEN ALS GÖTTLICHES GESCHENK, das viel zu wenig beachtet wird?

Vielleicht bekamen wir Menschen das Lachen von unserem Schöpfer geschenkt – als rettende Heilung der eigenen Seele. Die Bedeutung des Lachens wird in unserer Kultur völlig unterschätzt. Wer lachen kann, kann nie sterben, sein ganzes Leben lang! Lachen ist mehr als Gesundheit. Lachen ist Lebenslust. Und die wiederum ist Lebenskraft. Der Humor, das lebenserweckende Lachen, fegt alle Schuld und Verzweiflung der Welt weg. Die Enttäuschung, die Erschöpfung und die Resignation weichen dem Lachen. Denn jedes noch so kleine Lachen bringt ein bißchen Sonnenschein hinter den Wolken hervor.

- Anna Wahlgren, Sie haben ein autistisches Kleinkind betreut, das immer wieder in psychotische Zustände geriet. Sie haben alles Mögliche getan, um es zum Lachen zu bringen. Und das war außerordentlich heilsam. KRANKE KINDER ZUM LACHEN BRINGEN heißt, sie wieder zum Leben zu bringen? Das bezeichnen Sie als A und O im Umgang mit depressiven und traurigen Kindern?

Jedes kleine Kind ist ein Humorist. Wir Menschen werden mit einem gesunden Sinn für Humor geboren – danach müssen wir ihn uns nur durch die Kraft der Gewohnheit bewahren! Dieses kleine Kind, das bis zum Schulalter hin und wieder in seiner Traumwelt verschwand und unerreichbar wurde, konnte unter keinen Umständen an seinem Säuglingsdösen festhalten, wenn es lachte.

Ich habe kein Mittel gescheut, um die Kleine zum Lachen zu bringen. Ich habe sie gekitzelt, komische Gesichter gemacht – zwei Gewohnheiten, die ich mir durch all die Jahre bei allen Kindern bewahrt habe – und habe mich einfach vollkommen danebenbenommen. Fratzen machen, nachahmen, sich selbst für dumm verkaufen, sich wie ein kleines, trotziges Kind benehmen, schreien wie am Spieß, übertrieben schmollen, sich auf beste Komikerart blöd stellen, in vollkommen normalen Situationen die große Überraschung vortäuschen – all dies ist das A und O im Umgang mit Kindern, die traurig und deprimiert sind. Und oftmals ist es leichter, ein Kind zum Lachen zu bringen, statt immer die geduldige, nie enttäuschende Liebe zu präsentieren, was man in seiner menschlichen Zerbrechlichkeit eben nicht immer schafft. Kontakt ist das Losungswort. Zärtlichkeit ist der Weg. Freude ist das Ziel.

- Sie haben bei Ihren neun Kindern das „GUTE-NACHT“-LACHEN mit allen Mitteln immer wieder gepflegt? Lachen wendet jegliche Not. Ist Lachen wirklich so not-wendig?

Das Lachen abends vorm Zu-Bett-Gehen ist ein Segen. Glückliche Kinder schlafen gut. Und es erfordert so wenig, um diese Kleinen zum Lachen zu bringen: ein wenig albern sein, einmal kitzeln, auf den Bauch pusten, verrückte Grimassen ziehen, ein lustiges Versteckspiel, bei dem man sich hinter der Gardine versteckt, man stolpert dusseligerweise oder hebt den Teddy vom Fußboden auf und sagt: ‚Hoppla, was haben wir denn hier? Eine alte Stulle?' (Brotschnitte) Ein gutes, gesundes Lachen jeden Tag hält den Doktor fern und befreit das Kind von den meisten Sorgen, die es haben mag. Lachen ist mehr als nur schön. Lachen ist notwendig. Das Lachen bringt einen herrlichen Abschluß des Tages und sorgt für einen guten Nachtschlaf.

- Nach Ihren Erfahrungen ist LACHEN DAS BESTE HAUSMITTEL ZUR ANGSTLINDERUNG?

Je kleiner das Kind ist, um so weniger nützen vernunftbezogene Erklärungen bei der Angstlinderung. Und desto mehr Bedeutung kommt dem Lachen zu. Nur wenige Ängste überstehen ein Lachen. Hat das Lachen erst den Sieg davongetragen, lösen die Ängste sich auf und verschwinden. Es geht also nicht darum, die Angst zu leugnen – „Ach, davor brauchst du nun wirklich keine Angst zu haben!" –, sondern sie zu respektieren, zu erkennen und sie dann mit Vernunft und Perspektive zu lindern. „Du brauchst keine Angst haben. Ich bin ja da, und ich sorge dafür, daß nichts passiert. Das versichere ich dir." Und gelingt es dir noch, das Kind zum Lachen zu bringen, wird die Erleichterung perfekt sein.

- Besonders in KRISENHAFTEN PHASEN der Entwicklung, etwa in der *Trotzphase*, ist Humor besonders wichtig?

Humor hat eine phantastische Heilwirkung auf alle Menschen, die sich in einer schweren, inneren Krise befinden. Und hier gelten alle Tricks, um dem Trotzkind wenigstens ein Lächeln zu entlocken! Das tägliche Lachen ist notwendiger als jemals zuvor. Die positive Begegnung zwischen dem Erwachsenen und dem Kind, mit Umarmungen, direktem Kontakt, gemütlicher Unterhaltung zwischen den Trotzanfällen, gehört zu den täglichen Notwendigkeiten in dieser schweren Zeit der Veränderung – viel richtiger Spaß und viele Albernheiten.

- Immer wieder fordern Sie, daß die LEBENSLUST NICHT ERSTICKT werden darf. Warum ist das so grundlegend wichtig für unser Leben?

Nun glaube ich, daß wir Menschen, von der Überlebensangst einmal abgesehen, mit Lust am Leben geboren werden und auch mit dieser Lust leben; wir mögen das Leben und erwarten, daß es schön und vergnüglich wird. Und es bedarf so wenig, um kleine Kinder zu amüsieren! Deshalb brauchst du dir keine große Mühe zu machen, um die Lebenslust zu wekken, da sie ja schon da ist. Du mußt nur dafür sorgen, daß deine Kleine nicht in einer Tristesse endet, die die Spitze ihrer Lebenslust stutzen würde. Lächle ein kleines Kind immer an, wenn du in direktem Kontakt mit ihm bist, egal in welcher Laune du selber in dem Moment sein magst! Sorge dafür, daß das Bett so steht, daß die Kleine hinausschauen kann und nicht nur eine langweilige Wand anstarren muß.

Das einjährige Kind findet das Leben einfach toll. Und sieht man ein Kind in diesem Alter mit ungestörter Freude und unendlich viel Neugier aufs Leben losgehen, versteht man, daß die Gattung Mensch nicht überlebt hat, weil jemand gesagt hätte, es wäre unsere verdammte Pflicht. Das Leben sollte keine Plage sein. Das Leben soll eine Freude sein. Dafür sind Kinder im Alter von elf Monaten oder einem Jahr der beste Beweis, möglicherweise in würdiger Konkurrenz mit den Zweijährigen.

Deshalb: Pfeif für eine gute Weile noch auf alles, was mit Erziehung zu tun hat. Laß das Leben spielen. Begegne dem Kind mit einem Lächeln. Beantworte und bestätige die kindliche Freude am Leben, diese pure Lebensfreude! So rein wie sie jetzt ist – und bis zum Trotzalter bleibt –, wird sie vielleicht nie wiederkehren. Und versuche daran teilzuhaben! Es lohnt sich wirklich. Die Welt ist noch neu, schön, faszinierend, auch für ein Einjähriges, das schon eine enorme Menge Erfahrungen gesammelt hat.

- Im Gegensatz zum pädagogischen Mainstream betonen Sie, daß mit dem „Erziehen" erst ab der „Trotzphase" begonnen werden soll. Offenbar haben Sie ein großes Vertrauen in die natürliche Entfaltung der kleinen Erdenbewohner, die nicht gestört werden soll. Die Basis für alles spätere Erziehen ist in Ihren Augen eine lustvolle und intensive Beziehung, die viel Sinn für Lachen und Humor, Spielräume und Freiräume hat, oder?

Ein kleines Kind, das am Leben Freude hat, ungezwungen und fröhlich ist, voller Selbstbewußtsein und Selbstvertrauen, ist kein verwöhntes Kind. Ein kleines

Kind, das sich frei bewegen darf und keinen Enttäuschungen ausgesetzt wird, reagiert mit Freude, Unbefangenheit und Sicherheit. Alle Bedenken, die in Richtung Verwöhnung gehen, kannst du auf dieser Altersstufe getrost vergessen!

Ein kleines Kind, das sich frei bewegen kann, wird ein freier kleiner Mensch werden. Ein kleines Kind, das sich nicht frei bewegen darf, wird ein unfreier kleiner Mensch. So einfach ist es – und auch so ernst. „Du mußt jetzt damit anfangen, ihn zu erziehen!" sagt dir der Freund der Ordnung – „wenn nicht eher, dann, wenn das Kind ein Jahr alt wird." Das mußt du überhaupt nicht.

Man muß nicht und sollte nicht mit den erzieherischen Maßnahmen anfangen, bevor das Kind ins Trotzalter kommt (etwa mit zweieinhalb Jahren). Ich weiß, es gibt viele, die eine andere Meinung dazu haben, aber hier schließe ich mich – ohne mich zu schämen – den Kindern an.

Ein kleines Krabbelkind (und auch größere Kollegen), das permanent zurückgehalten und ständig kommandiert wird und entsprechend ständig auf Widerstand stößt – ob er nun von Gegenständen oder von Menschen stammt, ist egal –, reagiert mit Niedergeschlagenheit, mit Verzweiflung, Wut und/oder mit einem Gefühl der Ohnmacht.

Das Trotzkind dagegen, das man vor etwas zurückhält, wird durch gesetzte Grenzen gelenkt; es stößt auf Widerstand und reagiert mit Erleichterung. Damit fängt die Erziehung an – auf eigene Initiative des Kindes.[1]

---

1 Autor und Verlag danken dem Beltz Verlag, Weinheim und Basel, für die Abruckgenehmigung aus dem Buch „Das KinderBuch" von Anna Wahlgren.

Zärtlichkeit und Respekt – Grundelemente der Erziehung

Kinder brauchen neben Freiheit und Spaß, Geborgenheit und Vertrauen, Schutz und Anleitung vor allem viel Zärtlichkeit und Respekt. Weil sie sich nur in Gemeinschaft entfalten können, sind Rücksicht und Anpassung nötig. Dafür benötigen sie Regeln, deren Verletzung Konsequenzen haben muß. Kinder fragen mit ihren Handlungen nach Regeln und Normen. Und Geschwister erleichtern das soziale Lernen, sie sind keineswegs nur Neidgenossen, sondern ganz wichtige Freunde und Herausforderer.

- Anna Wahlgren, was verstehen Sie unter Respekt, den auch ganz kleine Kinder verdienen? Und warum ist Zärtlichkeit immer lebenswichtig?

Einen Menschen zu respektieren heißt, daß man ihm erlaubt, der zu sein, der er ist, zu fühlen, was er fühlt und das zu denken, was er denkt, und daß man von ihm als Menschen deswegen nicht Abstand nimmt.

Eine zärtliche Berührung – ein Streicheln der Wange, ein Küßchen auf die Stirn, Händchenhalten – ist die beste Medizin für Menschen jeden Alters. Zärtlichkeit ist das beste Schlafmittel der Welt. Jedenfalls erreicht sie einen guten zweiten Platz hinter dem Lachen.

Tage voller Lachen!

Tage voller Lachen sind auch in der Adoleszenz lebenswichtig. Kichernde und albernde Mädchen, die sich über Andeutungen, Zweideutigkeiten, über Witze und komische Verhaltensweisen oder andere Kleinigkeiten so abhauen, daß alles außer Kontrolle gerät, sind einfach köstlich: Da können die Beine wie gekochte Spaghetti und das Zwerchfell wie Wackelpudding werden. Solch ausgelassene Lachtagereignisse sollten immer wieder stattfinden.

- Anna Wahlgren, in Ihren Augen zählen Lachtage zum Köstlichsten im Leben?

Es gibt wunderbare Tage, fröhliche Tage, an denen man begreift, welch ein gesegnetes Geschenk an die Menschheit das schallende Lachen ist – um nicht das kleine, blubbernde Kichern zu vergessen, das wie ein kleiner Frühlingsbach sprudelt und die Bauchmuskeln dazu bringt, sich in einem wonnigen Krampf zusammenzuziehen. Es ist die herrlichste Heilung, das Lachen, es ist das Erfrischendste und das Wohltuendste, das es gibt; und wenn du zu Ende gelacht hast, sprudelt es nur so von neuem Leben im ganzen Körper, wie auch in der Seele.

- Anna Wahlgren, Eine Frage habe ich noch. Sie haben ein köstliches Reiferitual eingeführt. Wenn eines ihrer neun Kinder das sechzehnte Lebensjahr vollendet hatte, gingen Sie mit ihm in ein Restaurant. Bei einem Glas Wein besprachen Sie die wichtigen Dinge des Lebens wie Liebe, Sex, Erwachsensein, Verantwortung und Freiheit. Wie heißt denn das feierliche Gelübde, das Sie dann ablegen?

Du sollst jetzt deinen eigenen Weg gehen und es im Prinzip allein schaffen. Du wirst selbst entscheiden, wann du ins Bett gehst – und wo! Ich werde dein Freund sein und nicht deine Mama, die dich herumkommandiert.

2. Prinzip Ermutigung. Alfred Adlers ganzheitliche Individualpsychologie und Pädagogik

Sigmund Freuds Psychoanalyse und Alfred Adlers Individualpsychologie haben revolutionäre Einsichten in die Psyche des Menschen und in die Prozesse des Menschwerdens eröffnet. Sie haben das Bild des Menschen und sein Verflochtensein mit der Gesellschaft tiefgreifend verändert. Während Sigmund Freud die *Macht des Luststrebens* hervorgehoben und analysiert hat, galt Alfred Adlers zentrales Interesse der Analyse der *Lust des Machtstrebens* im weitesten Sinn. Und beide Sichtweisen ergänzen einander.

Wenn wir bedenken, daß bereits das Stückchen Haut des Daumenabdrucks jedes Menschen einmalig ist, dann wird uns klar, wie unendlich vielschichtig, komplex und unterschiedlich das ist, was wir die Psyche eines Menschen nennen – Freud spricht vom *psychischen Organ*. Dies wissend, sagte der fast schon 80jährige Freud über sein reiches Lebenswerk: *Ich habe ein wenig Licht in die unermeßlichen psychischen Räume des Menschen bringen können.* Und Alfred Adler setzte einen anderen Akzent: *Die menschliche Seele kann nur ein Querkopf ganz in ein wissenschaftliches Lehrgebäude einfangen wollen. Individualpsychologie ist eine künstlerische Leistung* – und Erziehen auch!

Während Freud der große Intellektuelle war, hatte Adler eine geniale Intuition für das ganzheitliche und dynamische Erfassen der individuellen und sozialen Wirklichkeit des Menschen. Manés Sperber bezeichnete ihn deshalb als *soziales Genie*. Sein Sinn für strategische psychische und soziale Manöver und Tricks aller Art war besonders ausgeprägt. Ebenso wie das Erziehen, verstand Adler Psychotherapie als Kunst:

Nicht anders als die Kunst verlangt auch die Seelenkunde jenes starke intuitive Erfassen ihres Stoffes, ein Ergreifen und eine Ergriffenheit, die über die Grenzen der Induktion und Deduktion hinausgehen.

Denn nicht nur das – im weitesten Sinn verstandene sexuelle – Luststreben, sondern auch das lustvolle Streben nach sozialer Anerkennung, Sicherheit, Geltung, Macht und Bewältigung von Aufgaben sind die Motoren für unsere psychische Aktivität. Im Unterschied zu Freud achtete Adler auch stärker auf den finalen Aspekt des Handelns und Verhaltens, nicht nur auf den kausalen.

Die Frage: *Warum* verhält sich ein Mensch so und nicht anders?, bedarf der Ergänzung durch die Frage nach dem oft unbewußten Ziel: *Wozu* dient ein bestimmtes Verhalten? Man kann zum Beispiel in eine Krankheit flüchten, damit man einer Herausforderung entkommt. Und die größte individuelle und kollektive Gefahr für eine humane Entwicklung von uns Menschen sah Adler im puren Machtstreben, das nicht mit dem Sinn für die Gemeinschaft verbunden ist.

Gemeinschaftsgefühl als Basis

Den Grundpfeiler der Individualpsychologie bildet das Gemeinschaftsgefühl. Basis und Ziel der menschlichen Existenz ist Mitmenschlichkeit, die Fähigkeit und Bereitschaft zur Zusammenarbeit. Der Sinn für das *emotionale Verbundensein mit der Gemeinschaft* äußert sich als Fähigkeit zum Mitfühlen mit anderen Menschen, zur Sym-pathie, zur Mitfreude und zum Mitleiden. Das Gegenteil ist A-pathie, also emotionale Teilnahmslosigkeit, verbunden mit Isolation.

Das Gemeinschaftsgefühl zeigt sich als realistische Orientierung und Solidarität, als Bereitschaft zu Leistung und Mitarbeit, als Hingabe an Menschen und Aufgaben, als Interesse an Natur, Kunst und Wissenschaft. Es äußert sich in Selbst- und Mitverantwortung und in der Fähigkeit, die Logik und Psychologik des Zusammenlebens zu beachten. Wo diese tiefe emotionale Verbundenheit mit anderen Menschen und mit der Gemeinschaft unterentwickelt ist, kommt es zur Ausprägung von Herrschsucht, zu destruktivem Machtstreben, Egoismus, Unterdrückung, Isolation und neurotischem Elend.

Adler spricht von *drei Lebensaufgaben*, deren Bewältigung das Gemeinschaftsgefühl voraussetzt, nämlich Liebe und Freundschaft, Arbeit und Beruf sowie ein aktives Interesse am Zusammenleben im Gemeinwesen.

Minderwertigkeitsgefühl und Streben nach Bemächtigung und Geltung

Das Minderwertigkeitsgefühl und dessen Kompensation durch das Macht- und Geltungsstreben ist ein weiteres Kernstück der Persönlichkeitstheorie von Adler. Als Leitsatz gilt Goethes These: *Das Unzulängliche ist produktiv*. Ausgangsbasis ist der Mensch als biologische Frühgeburt. Die Hilflosigkeit des kleinen Wesens und seine enorme Lernfähigkeit, das Angewiesensein an Eltern und Gemeinschaft bilden die Basis für die psychosoziale Geburt des Menschen.

Adler unterscheidet zwischen dem Minderwertigkeitsgefühl, das uns zu großen Kulturleistungen herausfordert, und dem Minderwertigkeitskomplex, der sich entmutigend auf die Lebensgestaltung auswirkt und zu neurotischem oder psychotischem Elend führen kann. Als Adler einmal gefragt wurde, welches die günstigsten Bedingungen für das psychische Wachstum eines Kindes seien, antwortete er: *Das Beste, was eine gute Fee einem Kind in die Wiege legen kann, sind Schwierigkeiten, die es überwinden soll.* Denn Schwierigkeiten stellen Herausforderungen dar. Sie fördern kreative Strategien der Bewältigung und Kompensation. Verwöhnung ist dagegen eine gefährliche Strategie der Entmündigung.

Das gesunde Geltungsstreben ist also eine Reaktion auf das ursprüngliche Gefühl der Kleinheit und Minderwertigkeit. Es stellt eine Überwindung und Kompensation des Abhängigkeits- und Unsicherheitsgefühls dar. Durch den Erwerb von Kenntnissen, Fähigkeiten und Fertigkeiten wird die Unabhängigkeit ebenso gefördert wie die soziale Anerkennung in der Gemeinschaft und die aktive Mitarbeit an gemeinsamen Aufgaben. In einer guten Entwicklung kommt es zur *Legierung von Gemeinschaftsgefühl und Geltungsstreben.*

Genial ist Adlers Studie über die Möglichkeiten der *Kompensation* von Defiziten und Organminderwertigkeiten. Beispiele für kreative Kompensation sind bekannt: der große griechische Redner Demosthenes war in seiner Jugend Stotterer, viele Maler hatten Augenfehler, Beethoven hatte Gehörprobleme. Georg Christoph Lichtenberg kam verkrüppelt auf die Welt und kompensierte dies durch hervorragende Leistungen als Physiker und Schriftsteller.

Charakter und Lebensstil: Zielstrebigkeit und Ganzheit

Menschenkenntnis setzt voraus, daß man die oft unbewußten Ziele und Absichten eines Menschen erahnen kann. In Charakter und Lebensstil kommt diese Zielstrebigkeit, die auch eine Vermeidungshaltung sein kann, als Grundeinstellung dem Leben und den Lebensaufgaben gegenüber zum Ausdruck.

Die biologische, psychische und soziale Wirklichkeit des Menschen bilden eine höchst dynamische Ganzheit. Der Name Individualpsychologie leitet sich vom lateinischen Wort „in-dividuus“ her und bedeutet Unteilbarkeit, Ganzheit.

Der Adlerianer Josef Rattner hat diese Ganzheit anschaulich beschrieben: *Denken, Fühlen, Wollen, Gedächtnis, Aufmerksamkeit, Trieb – all diese psychischen Funktionen geraten in den Einflußbereich der Charakterstruktur und werden von ihr für den unbewußten Endzweck, den Lebensplan und den Lebensstil, sinngemäß modelliert.* Und weiter: *Man hat einen Menschen erst verstanden, wenn man seinen unbewußten, planmäßigen Lebensaufbau, der alle psychischen Regungen durchdringt, erkannt hat. Alles Messen und Beobachten psychischer Einzelfunktionen ist nur Stückwerk; die Erkenntnis des Ganzen gibt erst den Details ihren Stellenwert.*

Wir Menschen handeln vielfach so, *als ob* wir ein Ziel verfolgten, und unser gesamtes Verhalten kann nur so richtig verstanden werden. Entsprechend dem meist unbewußten Lebensstil oder Lebensplan verarbeiten wir alle Erlebnisse und Ereignisse der Außenwelt und *machen* so unsere Wahrnehmungen und Erfahrungen, gestalten unseren Charakter.

Und Charakter oder Persönlichkeit bezeichnet nichts anderes als die Art und Weise, wie wir uns selbst und die Welt erleben, interpretieren und gestalten. Der Charakter, die Art und Weise des Verhaltens, Erlebens, Tuns, Träumens, Erinnerns usw., ist Ausdruck des Lebensstils und der meist unbewußten Leitlinien für die Lebensgestaltung.

Adler hat neurotische, also hemmende Lebensstrategien sehr pointiert beschrieben: Ein neurotischer Mensch *läuft seinen eigenen Ohrfeigen nach und beklagt sich dann darüber.* Zu einem Patienten, der als Kind eines autoritären Vaters neurotische Schutzstrategien entwickelt hatte, die er auch als Erwachsener noch benützen *mußte,* sagte Adler sinngemäß: *Weil Sie sich als Kind das Bein gebrochen haben und einen Gipsverband benötigt haben, brauchen Sie doch nicht ein Leben lang mit einem Gipshaxerl herumlaufen!*

Und Adler beschreibt seine Psychologie pointiert: *Die Individualpsychologie handelt von den Strategien des Individuums. Charakterzüge drücken in erster Linie Beziehungen aus, die ganz dem Lebensstil eingeordnet sind. Alle Probleme des menschlichen Lebens verlangen Fähigkeit und Vorbereitung zur Mitarbeit, des sichtbaren Zeichens des Gemeinschaftsgefühls. In dieser Stimmungslage sind Mut und Glück mit eingeschlossen.*

Ermutigung: Grundeinstellung in Erziehung, Beratung und Therapie

Die Dimension Ermutigung–Entmutigung spielt in der Individualpsychologie die größte Rolle. Den neurotisch gehemmten Menschen bezeichnet Adler als *entmutigten Menschen.* Deshalb ist Ermutigung für Erziehung, Beratung und Therapie von größter Bedeutung. Alle Lebensaufgaben bedürfen des Mutes, Herausforderungen in Angriff zu nehmen, Ängste und Schwierigkeiten zu überwinden. Es ist deshalb enorm wichtig, die vielen Strategien und Formen der Entmutigung zu erkennen und zu korrigieren, neue Verhaltensweisen und Einstellungen zu sich selbst und gegenüber der Umwelt zu lernen und einzuüben.

Die größten Feinde einer gesunden Entwicklung sind autoritäre Unterdrückung, Verwahrlosung und Verwöhnung. Fast alle psychischen Probleme werden durch Entmutigung, durch Entwertungen und Kränkungen ausgelöst. Die Therapie hat die Aufgabe, den Lebensmut, das Selbstwertgefühl und die Gemeinschaftsfähigkeit zu fördern. Damit verbunden ist die aktive und direkte Auseinandersetzung mit ungelösten, vermiedenen oder verdrängten Konflikten.

Adlers kleine *Philosophie des Tricks*

Adler stand der Philosophie der Aufklärung Immanuel Kants nahe. Er philosophierte anspruchsvoll über den menschlichen Verstand, der eigentlich nur Beziehungen und nicht die Realität selbst erfassen kann: *Sie ahnen, worauf ich hinaus will, daß eigentlich der größte Teil unseres Lebens etwas an sich hat, was man als Trick bezeichnen kann, wenn man unter Trick nicht etwas Abfälliges, etwas dem Gemeinschaftsgefühl Widerstrebendes versteht.*

Ein sinniger Ausspruch des großen Philosophen Hegel weist genau in diese Richtung: *Der menschliche Geist ist listig*. Das gilt für alle Bereiche des Lebens, für Kunst und Wissenschaft, für die Lebenskunst und auch für neurotische *Kunstgriffe* und krankhafte Verhaltensweisen.

Erkenntnistheoretisch betrachtet ist Adler Konstruktivist. Er drückt in seiner Sprache aus, was in den systemischen Therapieformen Konstruktion, Dekonstruktion und Rekonstruktion von Selbstbildern und

Weltbildern genannt wird: *Die Landkarten sind nicht die Landschaft!* Die Bilder, die Ein-Bildungen, die wir uns von uns selbst, von anderen, von der Welt machen, sind nicht die *Wirklichkeit* – aber sie wirken natürlich.

Nicht primär der Verstand, sondern die List der Persönlichkeit ist maßgebend für die Lebensgestaltung. *Wir dürfen nicht vergessen, daß das Trickhafte in der Entwicklung der Menschheit die vornehmste und wichtigste Rolle spielt, z. B. ist damit auch erklärt, was andere als Intuition, als das Erraten bezeichnen.* Was Adler über Diplomaten sagt, könnte auch für Therapeuten und Erzieher gelten: *Der ist der beste Diplomat, der den besten Trick anwendet. Das Trickhafte spielt in unserem Leben eine unglaublich große Rolle.*

In der Individualpsychologie werden viele Techniken humorvoller und trickreicher Intervention angewandt. In den Schriften Adlers finden sich Beispiele für paradoxe Interventionen. Sehen wir uns eine Szene an: *Einem kleinen Mädchen, das seine Familie jeden Morgen mit Weinkrämpfen, stundenlangem Frisieren und dergleichen mehr zu tyrannisieren pflegte, gab Adler in der Beratung den Auftrag: „Schreibe mit großen Buchstaben auf einen Zettel und hänge ihn über dein Bett: ‚An jedem Morgen muß ich meine Familie in größte Spannung versetzen!'"*

Rattner berichtet ein köstliches Beispiel: Ein unter einer Jammerdepression leidender Patient beschwor Adler eindringlich, ihn von seinem Leiden zu heilen. Adler hörte sich die Klagen des Patienten an und am Ende der Sitzung teilte er ihm mit, daß es ein gut wirkendes Heilmittel dagegen gäbe. Es handle sich dabei aber um eine schwere Kur, sozusagen um eine Roßkur, die den Patienten wohl überfordern würde. Doch der Patient drängte Adler um so heftiger, ihm diese Kur zu verraten. Adler sagte dann: *Sie können sich selbst von Ihrem Leiden heilen, wenn Sie von morgen früh an jeden Tag alle Gedanken darauf konzentrieren, herauszufinden, wie und womit Sie jemandem eine ganz große Freude bereiten könnten. Wenn Sie das zwei Wochen lang durchhalten, dann brauchen Sie keine Behandlung mehr.*

Psychotherapie mit Freude, Humor und Witz

Adler unterscheidet sozial trennende Gefühle, also Wut, Angst, Sorge, und sozial verbindende Gefühle und Affekte wie Mitleid und Freude: *Die Freude ist eigentlich der richtige Ausdruck für die Überwindung von Schwierigkeiten. Hand in Hand mit ihr geht das Lachen in seiner befreienden Wirkung. Es weist über die eigene Persönlichkeit hinaus und wirbt um die Sympathie des anderen.*

Heiterkeit und Humor sind Ausdruck eines gut entfalteten Gemeinschaftsgefühls, das mit der *Bereitschaft zu helfen, zu fördern und zu erfreuen* verbunden ist. Auf die Bedeutung einer heiteren und humorvollen Gemütsverfassung als Ausdruck seelischer Gesundheit und sozialer Verbundenheit hat Adler immer wieder hingewiesen.

Dagegen wird in einer neurotischen Entwicklung das Minderwertigkeitsgefühl verstärkt. Die Umwelt wird übermächtig und feindselig erlebt. Derart entmutigte und eingeengte Menschen erleben ihre Mitmenschen oft als Rivalen im Machtkampf. Sie können die Welt nur aus einem verengten Blickwinkel betrachten. Unbeschwerte Lebensfreude, Humor und eine mit diesem verbundene gesunde Selbstdistanz können sie kaum entfalten.

Mitarbeiter und Biographen beschreiben Adler als heiteren Menschen mit viel Sinn für Humor. So berichtet Paul Rom, daß Adler gerne Anekdoten erzählte und *als einer der besten Witzerzähler galt – dabei enthielt ein Witz von ihm oft mehr Weisheit als eine ganze Universitätsvorlesung.*

Die Verwendung scherzhafter Anspielungen und Anekdoten, der Einsatz von Witzen und ironischen Bemerkungen gehörten zum therapeutischen Stil Adlers. Denn wenn es dem Therapeuten gelingt, seinem Patienten *die wesentlichen Verstrickungen, unter denen er leidet, in einem humorvollen Blickwinkel zu zeigen, so ist in der Regel der Anfang der Heilung bereits gewonnen*, betont Josef Rattner. Der Patient gewinnt so etwas Distanz vom neurotischen Muster und beginnt damit, *trotz Bedrängnissen aller Art über sich selbst und die Welt (zu) lächeln oder gar (zu) lachen.*

Heiterkeit, Anekdoten und Witze als Problemlöser

Adler versuchte also, wann immer möglich, tierischen Ernst und unnötige Spannungen in der Therapie abzubauen. So bekennt er in seinem Buch *Der Sinn des Lebens*: *Ich habe es immer als ungeheuren Vorteil empfunden, das Spannungsniveau in der Behandlung so weit wie möglich niedrig zu halten, und ich habe es geradezu zu einer Methode entwickelt, fast jedem Patienten zu sagen, daß es Scherze gibt, die der Struktur seiner eigenartigen Neurose vollkommen gleich sind, daß letztere also auch leichter genommen werden kann, als er es tut.*

Auch Rattner sieht eine Erleichterung des Selbstfindungsprozesses beim Patienten, wenn der Therapeut *die Wesensart seiner vielfältigen Schwierigkeiten durch Beispiele aus dem Bereich des Witzes, der Anekdote und des Humors veranschaulichen kann.* Dies kann die Situation entschärfen, die therapeutische Beziehung verbessern und ein befreiendes Lächeln oder Lachen auslösen.

Adler berichtet dazu ein Beispiel: Verwöhnte Menschen haben oft besonders große Probleme bei der Partnersuche, weil sie sich die Anpassung an einen fremden Menschen sehr schwer vorstellen können. In einer solchen Situation erzählte er einen köstlichen Witz: *Eine junge Frau, die große Bedenken hat, eine Ehe einzugehen, sagt zu den Eltern: „Ihr könnt leicht reden! Du, Mama, konntest den Papa heiraten. Aber ich soll mit einem wildfremden Mann eine Beziehung eingehen!"*

Die adlerianische Behandlungstechnik fördert den Mut, sich und seinen oft problematischen Tricks offen ins Gesicht zu sehen. Dadurch wird auch der Mut zur Unvollkommenheit gefördert. Der Lebensspielraum wird ausgeweitet. Und weil viele neurotische Menschen stärker unter dem bedrückenden Einfluß normativer Ideale stehen als normalgestörte Menschen, können gute Witze, die diese Idealisierung auf die Schaufel nehmen, zur Selbstakzeptierung und Selbstentfaltung ermutigen.

3. Glückliche Kinder werden zufriedene Erwachsene. Erziehen mit Freude, Herz, Hirn und Rückgrat

Nichts ist bedeutender, als gesunde und glückliche Kinder heranzuziehen ... Es ist unsere Aufgabe, unseren Kindern eine möglichst lange Kindheit zu sichern. Steve Biddulph

Der Psychologe und Familientherapeut Steve Biddulph ist ein Pionier der Erziehungsberatung. Er lebt in Australien und in den USA. Sein Buch *Das Geheimnis glücklicher Kinder* ist mit etwa fünf Millionen verkauften Exemplaren ein Weltbestseller geworden. Der Autor ist von pädagogischem Eros erfüllt. Er schreibt auch ungewöhnlich anschaulich, humorvoll, ermutigend und erfrischend. Und er ist vom Geist der Pädagogik Alfred Adlers beseelt.

Sein Interesse ist, kurz gesagt: *Wie vermeidet man in der Erziehung entwertende und selbstwertschädigende Programmierungen?* Was für ein Erziehungsklima ist nötig, damit sich die kleinen Erdenbürger zu einigermaßen glücklichen Kindern und später zu mutigen und mündigen Erwachsenen entfalten können? Seine Pädagogik macht Mut für die ebenso schöne wie mühsame Arbeit des Erziehens.

Biddulph beachtet vor allem die *große Bedeutung der Freude* in allen menschlichen Beziehungen, besonders in der Erziehung. Er schwimmt nicht im Strom der akademischen Pädagogik, die viel zu wenig Sinn für Lebensfreude, Heiterkeit und Humor hat – und anregt. Deshalb heißt eine seiner Thesen: *Bücher, Experten, Freunde und Kurse sind nur hilfreich, wenn sie den Weg zum eigenen Herzen weisen.* – und nicht bloß rationale Großhirnbotschaften verbreiten.

Unter dem Aspekt der Lebensfreude gesehen, ist die Situation in den reichen Ländern echt triste. Denn in unseren Breiten *hat das Unglücklichsein fast epidemische Ausmaße angenommen.* Viele Menschen, sagt Biddulph, *sind zum Unglücklichsein und zur Unzufriedenheit programmiert worden.* Sie haben gelernt, sich selbst nicht zu mögen und sich Zeitgeistforderungen anzupassen, die einen destruktiven Vergleichskult fördern.

Wirtschaftliche Probleme und Arbeitslosigkeit können das Leben zusätzlich sehr schwermachen. Trotzdem gibt es viele fröhliche Menschen, die in Armut leben. Denn die Rolle des Unglücklichseins ist nicht von der finanziellen Lage abhängig. Die Einstellung dem Leben gegenüber ist ein entscheidender Faktor dafür, wie unser Leben glückt und gelingt.

Die Seelenlandschaft der Kinder positiv beeinflussen

Ähnliches kann man oft hören: *Bei dir ist Hopfen und Malz verloren! Du taugst einfach zu nichts! Du bist einfach ungeschickt!* Durch solche Äußerungen wird das Seelenleben unbewußt programmiert und vergiftet. Wie ein Fluch werden ähnliche entmutigende und entwertende Aussprüche von Generation zu Generation weitergegeben. Sie schädigen das Selbstwertgefühl und bewirken einen destruktiven *inneren Dialog*. Solche Suggestionen können leicht zu sich selbst erfüllenden Prophezeiungen werden.

Die uralte Bedeutung der Worte *Segnen und Fluchen* ist aufschlußreich. Werfen wir einen Blick in die Tiefenschichten der Sprache. Das Wort „segnen" heißt im Griechischen „eulogein" und im Lateinischen „benedicere". Beides heißt wörtlich: gut über jemanden oder zu jemanden reden, loben und preisen, Wohlwollen und Glück wünschen und auch glücklich machen. Das mittelhochdeutsche Wort „Segen" bedeutet auch Segensspruch und Zauberformel. Segnen heißt also, Glück und Wohlergehen wünschen, loben und preisen. Fluchen und verfluchen ist das Gegenteil davon. Es bedeutet verwünschen, schmähen, derb beschimpfen, Böses und Unglück wünschen.

Die Wirkung ist offensichtlich: Du-Botschaften werden leicht zu Ich-Botschaften und programmieren uns positiv oder negativ. Aus *Du bist ein Nichtsnutz*! wird leicht *Ich bin ein Versager*! So können wir einander vieles *einreden* – im wörtlichen Sinn! Und Kinder hören solche Sätze nicht nur, sie spüren und fühlen sie auch – deshalb kann man sie nicht so leicht anlügen wie Erwachsene.

Daher ist es ganz entscheidend, wie wir Kritik und Ablehnung äußern. Wir können unsere negativen Gefühle auch ausdrücken, ohne Kinder zu demütigen. Es ist ein riesiger Unterschied, ob ich sage: *Du nervst mich andauernd* oder aber: *Ich bin jetzt müde und im Moment wütend. Bitt laß mich jetzt in Ruhe!*

Wenn wir bedenken, daß in unserem Hirn alles gespeichert wird, was wir fühlen, hören, erleben und tun, was zu uns gesagt wurde, wie es gesagt wurde usw., dann können wir verstehen, daß sich das auf unser Selbstbild und vor allem auf das Selbstwertgefühl auswirken wird. Kinder nehmen viel mehr auf, als wir glauben, etwa wie wir bei anderen über sie reden. Deshalb ist es so wichtig, Anerkennung zu bekommen und Kritik nicht entwertend zu äußern!

Entscheidend ist also, wie man etwas sagt. Positive Äußerungen bewirken ein positives – weithin unbewußtes – Selbstgespräch. Und wie wir in diesen automatischen Selbstgesprächen mit uns selbst umgehen – ermutigend oder entmutigend, schimpfend, nörgelnd, warnend oder ängstigend, im Alles-oder-Nichts-Stil, oder differenziert – so machen wir es auch mit Kindern und anderen Mitmenschen.

Nochmals: Bedenken Sie den großen Unterschied in der Wirkung der folgenden Sätze: *Spiele mit Kindern, die du magst!* Oder aber: *Heute darfst du mit niemandem raufen!* Die zweite Äußerung läßt im Kind das Bild vom Raufen aufsteigen, verbunden mit einer Warnung. Dagegen ist die erste Bemerkung positiv. Sie ermutigt und ermuntert zum Spielen mit Kindern, die man gern hat.

Alles, was wir denken, wird automatisch von Bildern, Erinnerungen und Gefühlen begleitet. Wer Anweisungen positiv formuliert, fördert ein gesundes positives Denken und mutiges Handeln. Negative Formulierungen erzeugen eher Angst und Unsicherheit. Um ein Mißverständnis auszuräumen: Diese Haltung hat nichts mit dem modischen Kult des nur positiv Denkens zu tun.

Noch ein Beispiel: Die Mutter sagt am Spielplatz zum Fünfjährigen, der auf einer Leiter herumklettert: *Gib acht, daß du nicht runter fällst!* oder aber *Halte dich fest! Super machst du das!* Die erste Äußerung erzeugt automatisch Bilder vom Herunterfallen und kann Angst auslösen, zu Unsicherheit oder Unachtsamkeit führen. Dagegen erzeugt die zweite positive Vorstellungen des Festhaltens, und das wirkt bestärkend und ermutigend.

Besonders negative Ausdrücke wirken automatisch, ob man will oder nicht: *Wenn du fünf Sekunden lang nicht an einen Haifisch denkst, dann schenke ich dir 100 Euro!* – Natürlich kann man so niemals die 100 Euro bekommen, weil man automatisch an den Haifisch denken muß, an den man nicht denken sollte!

Das Ziel jeder Erziehung oder jeden Unterrichts sollte sein, *Menschen mit Hirn, Herz und Rückgrat* heranwachsen zu lassen. Das heißt, sie in ihrer persönlichen Entwicklung und beim Erwerb sachlicher Kompetenzen durch Anregungen, Ermunterung und Ermutigung zu unterstützen. Ängstigen, demütigen und runtermachen bewirken eine Vernebelung des Hirns. Sie führen zu Kränkungen und können das Rückgrat brechen.

Ein weiteres Beispiel: Es ist ein riesiger Unterschied, ob ich zu einem Kind sage: *Ich will, daß du jetzt dies tust*! oder ob ich sage: *Du bist immer faul!* Das eine ist die energische Äußerung eines Wunsches, das andere eine Beschimpfung, die eigentlich als Bestätigung die Verweigerung ungewollt verlangt und oft auch bewirkt.

Mütterliche und väterliche Liebe entfalten

Es ist klar, daß Kinder nicht nur Geborgenheit und Zuwendung, sondern auch klare Regeln und Grenzen brauchen. Nur dadurch können sie lernen, sich rücksichtsvoll zu entfalten und ihre chaotischen Bedürfnisse kultiviert zu äußern und zu gestalten. Erziehungsarbeit braucht Entschlossenheit, Mut und Hingabe. Und weil die Kindheit kein Wartezimmer für das Erwachsenenleben ist, sollen die Kleinen auch sehr früh Verantwortung im Haushalt übernehmen lernen. Denn durch Mitarbeit werden das Selbstwertgefühl ebenso gefördert wie die Gemeinschaftsfähigkeit und die Freude, für andere wichtig und nützlich zu sein.

Die Wertschätzung, das Gefühl, für jemanden wichtig zu sein, die Erfahrung, gebraucht, geschätzt und geliebt zu werden, sind von fundamentaler Bedeutung für psychische Gesundheit und Lebensfreude. Bert

Brecht hat diese beglückende Erfahrung in einem Liebesgedicht wunderbar zur Sprache gebracht:

Morgens und abends zu lesen
Der, den ich liebe
Hat mir gesagt
Daß er mich braucht.
Darum
Gebe ich auf mich acht
Sehe auf meinen Weg und
Fürchte von jedem Regentropfen
Daß er mich erschlagen könnte.

In der Erziehung könnte man zwei einander sich ergänzender Formen von Liebe unterscheiden, eine mütterliche und eine väterliche. Biddulph nennt die eine *sanfte* und die andere *standfeste Liebe*. Wenn beide Formen in Balance sind, wenn die Erziehung warmherzig und fest zugleich ist, dann haben alle Beteiligten dabei auch viel Spaß. Selbstverständlich sollen beide Eltern beide Formen der Liebe geben können.

Die mütterliche, die *sanfte Liebe*, wirkt entspannend und beruhigend. Sie besteht in bedingungsloser Wärme und Zuneigung. Vor allem ein Baby bedarf ihrer, aber schließlich benötigen wir sie in bestimmten Situationen ein Leben lang in unterschiedlichem Ausmaß.

Die väterliche, die *standfeste Liebe*, äußert sich in der Fähigkeit, freundlich, ermutigend, aber bestimmt zu sein und klare Regeln zu geben sowie deren Einhaltung einzufordern. Diese Art von Liebe wirkt herausfordernd. Sie fördert das Erwachsenwerden, den Mut, das Weite zu suchen und Schwierigkeiten zu überwinden.

Der kreative Psychiater Ronald D. Laing hat die Entstehung von Selbstliebe oder aber Selbstablehnung am Beispiel der mütterlichen Liebe in diesem Gedicht genial beschrieben:

Meine Mutter liebt mich.
Ich fühle mich gut.
Ich fühle mich gut, weil sie mich liebt.
Ich bin gut, weil ich mich gut fühle.
Ich fühle mich gut, weil ich gut bin.
Meine Mutter liebt mich, weil ich gut bin.
Dann beschreibt er die Negativspirale:
Meine Mutter liebt mich nicht.
Ich fühle mich schlecht.
Ich fühle mich schlecht, weil sie mich nicht liebt.
Ich bin schlecht, weil ich mich schlecht fühle.
Ich fühle mich schlecht, weil ich schlecht bin.
Ich bin schlecht, weil sie mich nicht liebt.
Sie liebt mich nicht, weil ich schlecht bin.

Durch die Liebe, die wir erfahren und erleben, entstehen die Selbstliebe und ein gutes Selbstwertgefühl oder aber bei großem Mangel Selbsthaß und ein lähmendes Minderwertigkeitsgefühl.

Mütterliche Liebe wird vor allem durch angenehme *Berührung* vermittelt. Berührung ist ein lebenswichtiges Vitamin für Leib, Seele und Geist. Sie fördert die Wachstumshormone und die Hirnentwicklung. Sie stärkt nachweislich das Immunsystem, das Wohlfühlen und vieles andere. Das Selbstwertgefühl, die Basis für Lebensfreude, Kontakt- und Konfliktfähigkeit, wird durch Berührung gebildet, genährt und gestärkt.

Loben und das aufmerksame Beachten von positiven Aspekten und Leistungen ist in jeder Art von Beziehungen sehr wichtig, wird aber viel zu wenig angewandt. Menschliche Beziehungen sind eine höchst sensible Angelegenheit. Jede Fixierung auf Negatives führt im Hirn zur Vergrößerung des Jammerlappens – mit allen traurigen Folgen.

Wie köstlich sind da die *Weißt du noch-Spiele*, in denen man schöne und spannende Erinnerungen austauscht und dabei den Alltag vergißt! Das soll man nicht nur den Verliebten und den Kindern überlassen! Biddulph sagt pointiert: *Spielen ist die Quelle von Kreativität und Erfindungsgeist. Große Musiker, Wissenschafter, Liebhaber, Künstler und sogar Manager haben sich die Fähigkeit bewahrt, ihren Geist spielen zu lassen.*

Gewöhnlich wird *standfeste Liebe* mit dem Väterlichen verbunden, mit Disziplin, aber nicht im Sinne der militanten Dressur und Selbstopferung. Es ist schon merkwürdig: Disziplin bemerkt man erst, wenn sie nicht vorhanden ist – ähnlich verhält es sich mit der Gesundheit. Recht verstandene Disziplin macht das Leben leichter. Niemand lebt allein auf der Welt. Standfestigkeit und Konfliktfähigkeit sind Geschwister. Das Leben kann sehr anstrengend und hart sein, man muß vieles durchstehen lernen. Dazu bedarf es der Standfestigkeit.

Standfeste Eltern helfen den Kindern dabei, selbständig zu werden, Selbstkontrolle einzuüben und auszubilden. Standfeste Liebe fördert Reife, Reflexion und Klugheit, Einstellungen und Verhaltensweisen, die wir für das Leben und das Zusammenleben benötigen. So lernt man, mit Problemen und Konflikten aktiv und direkt umzugehen und wird fähig, Frustrationen auszuhalten, darüber nachzudenken, Probleme zu analysieren und Kompromisse oder andere gute Lösungen zu finden.

Konfliktfähigkeit kann man lernen und trainieren – und man lernt ein Leben lang nicht aus. Dabei können standfeste Eltern sehr hilfreich sein. Hat das Kind etwa ein Problem mit einem Mitschüler, kann man gemeinsam mit ihm die Sache durchspielen. Was ist da schiefgelaufen? Wie hast du dir den Ärger eingebrockt? Was hast du gemacht, was hast du erwartet? Was hättest du anders machen können oder sollen? Wie könntest du in Zukunft mit ähnlichen Situationen umgehen? Was hat dein Mitschüler gemacht? Warum glaubst du, hat er sich so verhalten ...?

Kleinkinder haben ein Gedächtnis wie Elefanten. Inkonsequentes Verhalten wird mit List ausgenützt und schafft für beide Seiten auf lange Zeit viele unnötige Probleme. Diese kleinen Kerle testen mit unverfrorenem Grinsen ab, ob ein Verbot wirklich gilt. Auch verständnisvolle Eltern arbeiten mit allen Tricks, um ihren Knirps bei Laune zu halten. Und meistens ist genau das gefragt. Die größten Probleme ergeben sich aus Nervosität und Frustration der Eltern. Ein emotional sehr belastendes Klima überträgt sich auf die dafür hochsensiblen Kinder und verstört sie.

Die alten Strategien der Disziplinierung wie Schlagen, Angstmachen, blöd Hinstellen und Beschimpfen sind dazu nicht geeignet. Sie bewirken nur innere Narben, Schmerzen, Ablehnung und Protest. Mit Angstmachen und Schuldgefühlen erziehen, macht unreif, unselbständig und klein. Konfliktfähigkeit lernt man nur durch gegenseitiges Ernstnehmen und Wahrnehmen, durch konstruktives Streiten und Aushandeln von fairen und bedachten Kompromissen.

Eltern bedürfen der Selbstsorge und kräftiger Energiequellen

Erziehungsarbeit ist anstrengend und kreativ, ernst und heiter zugleich. Das Wichtigste für die Kinder sind ausgeglichene und einigermaßen glückliche Eltern. Der Jammerlappen soll nicht allzuviel Zeit und Zuwendung bekommen, sonst wird das Leben jämmerlich – doch dazu ist es viel zu wertvoll. Nörgelnde Erwachsene fördern jammernde Kinder – und umgekehrt – und das wäre Jammerschade. Wenn Kinder im typischen Jammerton vor sich hin jammern, soll man sie dabei durch eine kräftige Stimme unterbrechen: *Du kannst auch ganz anders sprechen! Sprich normal!*

Selbstliebe und Selbstachtung sind die Basis für Nächstenliebe und für die Achtung anderer. Das erlebt man als Elternteil hautnah. Fühlt man sich selber einigermaßen wohl, kann man auch mit den Kindern gut umgehen. Ist man erschöpft, reizbar und frustriert, werden dadurch auch die Kinder zur Last und ungewollt belastet. Kinder verlangen viel Energie – und sie geben uns viel zurück.

Die Einstellung, daß Kinder immer Vorrang hätten, daß man eben keine Zeit für sich habe und sich opfern müsse, ist völlig falsch. Die Eltern sollen ganz bewußt zuerst für sich sorgen und für die Partnerschaft und Freundschaften – dann können sie sich auch gut um ihre Kinder sorgen.

Die wichtigste seelische Nahrung wird aber zu sehr vernachlässigt, nämlich Freude, Wertschätzung, Anerkennung, Berührung, Anregungen und gute Gespräche. Man soll mit Menschen Kontakte pflegen, die heiter sind und gut tun, dann hält man auch andere besser aus. Und wer immer auf Reserve fährt, muß sich mal Zeit zum Auftanken nehmen.

Eltern haben *drei heilige Pflichten*. Die erste ist die wichtigste, weil sie für die anderen von grundlegender Bedeutung ist:

Für sich selbst sorgen!
Für Partnerschaft und Freundschaften sorgen!
Für die Kinder sorgen!

Sieben Vitamine für die Kultur der Kindlichkeit

Was die bekannten Vitamine A, B, C, D usw. für den Leib, das sind die von Biddulph empfohlenen sieben Vitamine für die Entfaltung und Kultur der Kindlichkeit und Lebensfreude. Sie sind ein Muß für die leibliche, emotionale, geistige und soziale Entwicklung von Kindern und Erwachsenen. Am besten werden sie gemeinsam genossen!

Vitamin M: *Musik* ist eines der wichtigsten Lebenselixiere. Genießen Sie Musik, tanzen und singen Sie mit Ihrem Kind. Baden Sie zwischendurch mal in Musik. Singen kann man bei allen möglichen Tätigkeiten. Die Stimme erheben hebt die Stimmung. Aber dauernder Radio- oder Fernsehlärm macht taub und blind.

Vitamin P: *Poesie,* Lieder, Sprachspiele, Blödeln, Gedichte und Reime erheitern und erweitern das Bewußtsein. Geschichten und Märchen erzählen, vorlesen oder lesen sprechen alle Gefühle an und nähren die Phantasie. Die wahren Abenteuer spielen sich im Kopf ab.

Vitamin N: *Natur* ist unsere ursprüngliche Welt und Umwelt. Gehen Sie so oft wie möglich in die freie Natur. Besonders Kinder lieben naturnahes, verwildertes Gelände, Bäche, Wiesen und Wälder. Dort gibt es unendlich viel zu entdecken, zu sehen und hören, zu riechen und spüren – und zu tun.

Vitamin S1: *Spiritualität* ist leider ein mehrfach belastetes Wort. Ursprünglich hat es mit Begeisterung und Lebendigkeit zu tun – und mit Besinnung, worum es im Leben wirklich geht. Eine Lebensphilosophie, die der höchsten Kunst, der Kunst, sein Leben gut zu gestalten, dient, ist Ausdruck von Spiritualität.

Vitamin S2: *Spaß* und Lebenslust gehören zum Wichtigsten in unserem Leben. Kinder wissen das noch: Sie wollen immer Spaß haben. Auch unser inneres Kind bedarf dieses köstlichen Vitamins und Lebensmittels. Biddulph hat es treffend beschrieben: *Überall enthalten, überträgt sich von Kindern auf Erwachsene und umgekehrt. Das weitestverbreitete Vitamin der Welt. Am Arbeitsplatz kommt es natürlich nicht vor, kann aber eingeschmuggelt werden. Gefährdet durch das Tragen einer Uhr.*

Vitamin H: *Hoffnung* stirbt zuletzt, sagt man. Solange man selbstgewählte Wünsche hat und Ziele anstrebt, ist man am Leben. Es gibt viel Widerliches und Elend auf der Welt, aber auch viel Schönes, Gutes und Erstrebenswertes. Und fast alles kann verbessert werden. Eltern, die sich für eine Sache engagieren, sei es die Umwelt, soziale Projekte, Frieden, die Rettung aussterbender Tiere oder in einer religiösen Gemeinschaft, haben psychisch gesündere und glücklichere Kinder. Das haben auch wissenschaftliche Untersuchungen ergeben.

Vitamin V: *Vertrauen* wird in der frühen Kindheit grundgelegt. Selbstvertrauen und Vertrauen in Eltern und gute Freunde, aber auch das Vertrauen, daß der Wahnsinn in der Welt nicht das letzte Wort hat, sind Grundpfeiler der psychischen Gesundheit und Lebensfreude – und des sozialen Engagements. Vertrauen ist eng mit Hoffnung und Spiritualität verwandt.

Veränderung der gesellschaftlichen Rahmenbedingungen!

Damit die Eltern ihre elementare Aufgabe gut erfüllen können, bedarf es radikaler Veränderungen der gesellschaftlichen Rahmenbedingungen und der herrschenden Werte. Das ist in meinen Überlegungen immer wieder angeklungen. Bert Brecht hat in einem Gedicht *Über die Gewalt* das Problem der strukturellen Gewalt kurz und klar beleuchtet:

Der reißende Strom wird gewalttätig genannt
Aber das Flußbett, das ihn einengt
Nennt keiner gewalttätig.

Diese Metapher gilt auch für die Beziehung der Eltern zu ihren Kindern. Wenn die Eltern durch den Druck und Streß der Arbeits- und Lebenswelt, durch den aggressiven Zeitgeist des totalen Wettbewerbs in Not geraten, können sie schwerlich die ebenso schöne wie mühsame Arbeit des Erziehens optimal ausüben. Da werden gut gemeinte Ratschläge von Experten leicht zu Schlägen und Schuldgefühlserzeugern – was die Sache noch schwieriger macht.

Der Apfel fällt nicht weit vom Stamm. Dann kann passieren, was Georg Christoph Lichtenberg einst über die Erziehung gesagt hat: *Ich fürchte, unsere allzu sorgfältige Erziehung liefert uns Zwergobst.*

Trotzdem möchte ich mit einer kleinen Utopie schließen. Alles Erziehen bedarf ganz besonders der Kunst des Zuhörens und des aufmerksamen Fragens, der Ermutigung und des genauen Hinsehens und Mitfühlens. Michael Endes *Momo* hat neben vielen anderen Fähigkeiten eine ganz besondere: die *Gabe des Zuhörens*. Deshalb hatte Momo sehr viel Besuch. In allen möglichen Situationen sagen die Leute in ihrer Umgebung. *Geh doch zu Momo!*

Michael Ende schildert das so: *Was die kleine Momo konnte wie kein anderer, das war: zuhören. Das ist doch nichts Besonderes, wird nun vielleicht mancher Leser sagen, zuhören kann doch jeder. Aber das ist ein Irrtum. Wirklich zuhören können nur ganz wenige Menschen. Und so, wie Momo sich auf das Zuhören verstand, war es ganz und gar einmalig.*

Ende beschreibt dann die Intensität und heilsame Wirkung der Sympathie, also der Anteilnahme und Aufmerksamkeit: *Momo konnte so zuhören, daß dummen Leuten plötzlich sehr gescheite Gedanken kamen. Nicht etwa, weil sie etwas sagte oder fragte, was den anderen solche Gedanken brachte, nein, sie saß nur da und hörte einfach zu, mit aller Aufmerksamkeit und aller Anteilnahme.* Und wie machte sie das? *Dabei schaute sie den anderen mit ihren großen, dunklen Augen an, und der Betreffende fühlte, wie in ihm auf einmal Gedanken auftauchten, von denen er nie geahnt hatte, daß sie in ihm steckten.*

Dieses intensive Zuhören bewirkte kleine Wunder: *Und wenn jemand meinte, sein Leben sei ganz verfehlt und bedeutungslos und er selbst nur irgendeiner unter Millionen ... und er ging hin und erzählte alles das der kleinen Momo, dann wurde ihm ... geheimnisvolle Weise klar, daß er sich gründlich irrte, daß es ihn ... nur ein einziges Mal gab und daß er deshalb auf seine besondere Weise für die Welt wichtig war. So konnte Momo zuhören!*

LITERATURVERZEICHNIS

Es ist schade, daß man bei Schriftstellern die gelehrten Eingeweide nicht sehen kann, um zu erforschen, was sie gegessen haben. Das schrieb der geistreiche Schriftsteller und Erfinder des Blitzableiters Georg Christoph Lichtenberg vor etwa zweihundert Jahren. Da hat er recht! Deshalb werde ich hier die wichtigsten Quellen meiner Erkenntnisse und Anregungen angeben. Einige Bücher, die für die Entfaltung einer heiteren Purzelbäume-Spiritualität besonders *nahrhaft* sein können, wurden auch *kursiv* gedruckt!

Adler Alfred (1966): Menschenkenntnis. Fischer Verlag, Frankfurt a. M.

Adler Alfred (1973): Der Sinn des Lebens. Fischer Verlag, Frankfurt a. M.

Adler Alfred (1982): Trick und Neurose. In: Alfred Adler: Psychotherapie und Erziehung. Ausgewählte Aufsätze. Bd. 2, Fischer Verlag, Frankfurt a. M. S. 149–158

Anger-Schmidt Gerda, Birgit Antoni (2006): Der Hund ist rund – na und? Wortspiele, Nonsens, Geschichten, Reime. Dachs, Wien

Anger-Schmidt Gerda, Renate Habinger (2008): Muß man Miezen siezen? Residenz, St. Pölten

Bachmaier Helmut (Hg. 2007): Lachen macht stark. Humorstrategien. Wallstein, Göttingen

Bachtin Michail (1987): Rabelais und seine Welt. Volkskultur als Gegenkultur. Suhrkamp, Frankfurt a. M.

Basil Otto (1990): Johann Nestroy. Rowohlts Monographie, Reinbek

Beheim-Schwarzbach Martin (1990): Christian Morgenstern. Rowohlts Monographie. Reinbek

Berger Peter L. (1998): Erlösendes Lachen. Das Komische in der menschlichen Erfahrung. Walter de Gruyter, Berlin

Bergson Henry (1988): Das Lachen. Ein Essay über die Bedeutung des Komischen. Luchterhand, Darmstadt
Best Otto F. (1993): Volk ohne Witz. Über ein deutsches Defizit. Fischer, Frankfurt a. M.
Biddulph Steve (2008): Das Geheimnis glücklicher Kinder und Weitere Geheimnisse glücklicher Kinder. Wilhelm Heyne Verlag, München
Bönsch-Kauke Marion (2003): Psychologie des Kinderhumors. Schulkinder unter sich. Leske + Budrich, Opladen
Bönsch-Kauke Marion (2003): Kinderhumor im Schulalltag beobachtet. In: Televizion 16. Jg. Nr. 1, S. 18–22
Brecht Bertold (1973): Gesammelte Werke in 20 Bänden. Suhrkamp, Frankfurt a. M.
Bronner Gerhard (1999): Tränen gelacht. Der jüdische Humor. Amalthea, Wien
Brunner Anne (2009): Die Kunst des Fragens. Hanser, München
Bydlinski Georg (2002): Wasserhahn und Wasserhenne. Gedichte und Sprachspielereien. Dachs Verlag, Wien

Chorherr Thomas (2000): Über das Lachen. Niederösterreichisches Pressehaus, St. Pölten

Dencker Klaus Peter (2002): Poetische Sprachspiele. Vom Mittelalter bis zur Gegenwart. Reclam, Stuttgart
De Shazer Steve (1989): Der Dreh. Überraschende Wendungen und Lösungen in der Kurzzeittherapie. Auer, Heidelberg
Dietl Erhard, Rita Braun (Hg. 2007): Der Schülerwitze Omnibus. Omnibus, München
Domenego Hans, Helmut Leiter (Hg. 1975): Das Sprachbastelbuch: Schreib deinen Namen auf: Was reimt sich drauf? Verlag Jugend und Volk, Wien

Eco Umberto (1986): Der Name der Rose. Deutscher Taschenbuch Verlag, München
Elschenbroich Donata (2002): Weltwissen der Siebenjährigen. Wie Kinder die Welt entdecken können. Goldmann, München

Elschenbroich Donata (2007): Weltwunder. Kinder als Naturforscher. Goldmann, München

Ende Michael (2005): Momo oder Die seltsame Geschichte von den Zeitdieben und von dem Kind, das den Menschen die gestohlene Zeit zurückbrachte. Thienemann, Stuttgart

Erasmus von Rotterdam (1979): Das Lob der Torheit. Insel Taschenbuch, Frankfurt a. M.

Etymologisches Wörterbuch des Deutschen (1989): Leitung Wolfgang Pfeiffer, 3 Bände, Akademie-Verlag, Berlin

Flitner Andreas (Hg. 1974): Das Kinderspiel. Texte. Piper, München

Franz Angelika (1993): Das endgültige Buch der Sprüche und Graffitti. Heyne, München

Freud, Sigmund (1992): Der Witz und seine Beziehung zum Unbewußten. Der Humor. Einleitung von Peter Gay. Fischer Taschenbuch Verlag, Frankfurt a. M.

Freud Sigmund (1974): Sigmund Freud Studienausgabe Band 9: Fragen der Gesellschaft. Ursprünge der Religion. S. Fischer Verlag, Frankfurt a. M.

Frings Willi (1996): Humor in der Psychoanalyse. Kohlhammer, Stuttgart

Galli Johannes (1999): Der Clown als Heiler. Galli Verlag, Freiburg

Gebauer Karl, Gerald Hüther (2003): Kinder brauchen Spielräume. Perspektiven für eine kreative Erziehung. Patmos. Düsseldorf

Geier Manfred (2006): Worüber kluge Menschen lachen. Kleine Philosophie des Humors. Rowohlt, Reinbek

Gilmore David (2007): Der Clown in uns. Humor und die Kraft des Lachens. Kösel, München

Gruntz-Stoll Johannes (2001): Ernsthaft humorvoll. Lachen(d) lernen in Erziehung und Unterricht, Beratung und Therapie, Verlag Julius Klinkhardt, Bad Heilbrunn /OBB.

Gruntz-Stoll Johannes, Birgit Rißland (Hg. 2002): Lachen macht Schule. Humor in Erziehung und Unterricht. Verlag Julius Klinkhardt, Bad Heilbrunn/OBB.

Günther Herbert (1983): Joachim Ringelnatz. Rowohlts Monographien, Reinbek

Habel Reinhardt (Hg. 2004): Christian Morgenstern. Gedichte in einem Band. Insel, Frankfurt a. M.

Hehl Franz-Josef (2004): Humor in Therapie und Beratung. Asanger, Heidelberg

Heisterkamp Günter (1999): Indizes fehlender Freude in der Tiefenpsychologie. In: Zeitschrift für Individualpsychologie 24. Jg. H. 4, S. 381–402

Heisterkamp Günter (2000): Ist die Psychoanalyse ein freudloser Beruf? In: Anne-Marie Schlösser, Kurt Höhfeld (Hg.) Psychoanalyse als Beruf. Psychosozial-Verlag, Gießen, S. 275–296

Heisterkamp Günter (2003): Geteilte Freude ist doppelte Freude. In: Zeitschrift für Individualpsychologie 28 (2003) H. 1, S. 78–96

Hesse Hermann (2000): Glück. Betrachtungen und Gedichte, Insel, Frankfurt a. M.

Hirsch Eike Christian (1993): Der Witzableiter oder Schule des Gelächters. Deutscher Taschenbuch Verlag, München

Hirschhausen Eckart von (2009): Glück kommt selten allein. Rowohlt, Reinbek

Holl Adolf (1999): Mystik für Anfänger. Libro, Wien

Holl Adolf (2002): Der letzte Christ. Franz von Assisi. Libro, Wien

Holl Adolf (2003): Weihrauch und Schwefel. Ein Monolog. Styria, St. Stefan

Holtbernd Thomas (2002): Der Humorfaktor. Mit Lachen und Humor das Leben erfolgreich meistern. Junfermann, Paderborn

Holtei Christa (2006): ABC-Suppe und Wortsalat. Patmos, Düsseldorf

Huizinga Johan (1969): Homo ludens. Rowohlt, Reinbek

Hüther Gerald (2007): Bedienungsanleitung für ein menschliches Gehirn. Vandenhoeck & Ruprecht, Göttingen

Janisch Heinz (1999): Ich schenk dir einen Ton aus meinem Saxofon. Jungbrunnen. Wien

Kamper Dietmar, Christoph Wulf (Hg.1986): Lachen – Gelächter – Lächeln. Reflexionen in drei Spiegeln. Syndikat, Frankfurt a. M.

Kamper Dietmar (1993): Der aufs Spiel gesetzte Mensch. Schillers ästhetische Anthropologie und die Folgen. In: Ursula Baatz u. a. (Hg.): Vom Ernst des Spiels. Dietrich Reimer Verlag, Berlin, S. 16–171

Karner Peter (Hg. 2002): Lachen mit Luther. Traurigkeit ist des Teufels Instrument. Verlag Der Apfel, Wien

Kast Verena (2002): Freude, Inspiration, Hoffnung. Deutscher Taschenbuch Verlag, München

Kästner Erich (1995): Die kleine Freiheit. Chansons und Prosa 1949–1952. Deutscher Taschenbuch Verlag, München

Kästner Erich (1953): Humor – das ernsteste Thema der Welt. In: Freude an Büchern, 3. Jg. H. 1, S. 25 f.

Kirchmayr Alfred (1992): Mit Zorn, Gelassenheit und Humor. Widerstand ist alles oder Wie leidende „Patienten“ zu aktiven „Agenten“ ihres Lebens werden. In: Publik–Forum–Extra. Widerstehen: Wer, wenn nicht ich? Wann, wenn nicht jetzt? Oberursel, S. 22–24

Kirchmayr Alfred (1995): Wider den tierischen Ernst. Ein Essay über Spiel, Witz, Humor und den heiligen Eros. Brennglas-Dokumentation, Wien 1995 , H. 4, S. 1–7

Kirchmayr Alfred (2000): Rettet die Purzelbäume! „Herr Doktor, mein Mann denkt Tag und Nacht nur ans Geld!“ In: Publik–Forum–Extra: Glück als Lebenskunst. Oberursel, S. 13–16

Kirchmayr Alfred (2004): „Laß dich aus der Rolle fallen, damit du aus der Falle rollst!“ Der innere Clown erheitert das Bewußtsein oder Vom Starksein und vom Schwachsein. In: Publik–Forum–Extra: Entdecke den Clown in dir. Chancen für ein lebendiges Leben. Oberursel, S. 3–5

Kirchmayr Alfred (2005): Wider den tierischen Ernst in der Psychotherapie. Ein Plädoyer für eine erotische Kultur von

Witz, Humor und Lebenskunst. In: Psychotherapie Forum Vol. 13, Nr. 2, S. 47–53

Kirchmayr Alfred (2006): Witz und Humor – ein Annäherungsversuch an zwei kreativ-komische und befreiende Gesellen. Oder: Die Bedeutung von Humor und Witz für Psychohygiene, Psychotherapie und Lebenskunst. In: Psychologie in Österreich 26. Jg. H. 4/5, S. 307–314

Kirchmayr Alfred (2006): Witz und Humor – Vitamine einer erotischen Kultur. Eine Annäherung. Edition va bene, Wien–Klosterneuburg

Kirchmayr Alfred (2009): Blödeln gegen Sprachverödung. Vorwort. In: Helmut Kratochvil, Sprachgeschwüre

Kirchmayr Alfred (2009): Witze sind zu wenig beachtete kleine Königswege zum Unbewußten und zur Lebensfreude. Befreiende und erheiternde Einsichten. In: Internationale Zeitschrift für Sozialpsychologie und Gruppendynamik in Wirtschaft und Gesellschaft. 34. Jg. H. 1, S. 16–28

Kister Cornelie (2008): Sehnsucht nach Bullerbü. Gebt euren Kindern die Kindheit zurück. Thiele Verlag, München

Kluge Friedrich (1967): Etymologisches Wörterbuch der Deutschen Sprache. Walter de Gruyter & Co, Berlin

Köhler Peter (Hg. 1990): Das Nonsens-Buch. Reclam, Stuttgart

Köpf Peter, Alexander Provelegios (2002): Wir wollen doch nur ihr Bestes! Das Abraham-Syndrom. Wie unsere Kinder verplant und verwertet werden. Europa Verlag, Hamburg

Kratochvil Helmut (2009): Sprachgeschwüre. Eine Einführung in die späthochdeutsche Sprache. Edition va bene, Wien–Klosterneuburg

Kraus Karl (1986): Aphorismen. Sprüche und Widersprüche. Pro domo et mundo. Suhrkamp, Frankfurt a. M.

Kraus Joseph (1970): Wilhelm Busch. Rowohlts Monographie, Reinbek

Kuh Anton (1987): Metaphysik und Würstel. Feuilletons, Essays und Publizistik. Diogenes, Zürich

Kuntz Stephan, Josef Voglsinger (Hg. 2004): Humor, Phantasie und Raum in Pädagogik und Therapie. Zum 80. Geburtstag von Ernst J. Kiphard. Verlag Modernes Lernen, Dortmund

Kuschel Karl-Josef (1994): Lachen. Gottes und der Menschen Kunst. Herder, Freiburg i. Br.

Landmann Salcia (2003): Der jüdische Witz. Patmos, Düsseldorf

Lauterbach Ute (2005): Spielverderber des Glücks. Mit Lust und Leichtigkeit loswerden, was uns am Glücklichsein hindert. Kosel, Munchen

Lauterbach Ute (2006): Raus aus dem Gedankenkarussell. Kösel, München

Lehmann Herbert (1998): Wortspielwitz und Rätselspaß. Omnibus, München

Lichtenberg Georg Christoph (1997): Aphorismen. Insel, Frankfurt a. M.

Lindgren Astrid (2002): Das entschwundene Land. Deutscher Taschenbuch Verlag, München

Lorenz Wolfgang (1994): Egon Friedell. Momente im Leben eines Ungewöhnlichen. Eine Biographie. Edition Ruetia, Bozen

Lütterfelds Wilhelm, Thomas Mohrs (Hg. 2000): Globales Ethos. Wittgensteins Sprachspiele interkultureller Moral und Religion. Verlag Königshausen und Neumann, Würzburg

Manz Hans (1974): Worte kann man drehen. Sprachbuch für Kinder. Beltz & Gelberg, Weinheim und Basel

Manz Hans (1991): Die Welt der Wörter. Sprachbuch für Kinder und Neugierige. Beltz & Gelberg, Weinheim und Basel

Marcuse Ludwig (1990): Heinrich Heine. Rowohlts Monographie, Reinbek

Martens Ekkehard (2002): Philosophieren mit Kindern. Eine Einführung in die Philosophie. Reclam, Stuttgart

Martens Ekkehard (2003): Vom Staunen oder Die Rückkehr der Neugier. Reclam, Leipzig

Mattel Karin (2001): Weisheit aus Kindermund. Tyrolia, Innsbruck

Maturana Humberto R., Gerda Verden-Zöller (2005): Liebe und Spiel. Die vergessenen Grundlagen des Menschseins.

Matristische und patriarchale Lebensweisen. Carl-Auer, Heidelberg

Mayer Claudia (2007): Lob der Lüge – warum wir ohne sie nicht leben können. List, Berlin

Meid Volker (Hg. 1990): Hauptfach: Lachen. Anekdoten von Schülern und Lehrern. Piper, München

Müller Ellen (2008): Zum Glück gibt es Lachen. Lachyoga – der Weg zur heiteren Gelassenheit. Amalthea Signum, Wien.

Müller-Scherz Hannelore (2003): 888 tolle Kinderwitze. Ravensburger Buchverlag, Ravensburg

Myrdal Alva (1974): Chancen und Gefahren für das Kinderspiel in unserer leistungsorientierten Gesellschaft. In: A. Flitner a. a. O., S. 42–47

Nietzsche Friedrich (1999): Also sprach Zarathustra. Goldmann Verlag. München

Nietzsche Friedrich (1956): Werke in 3 Bänden. Hg. Karl Schlechta, Hanser Verlag, München, Bd. 2

Patzlaff Rainer (2003): Sprache als künstlerisches Medium der Erziehung. In: Karl Gebauer, Gerald Hüther: Kinder brauchen Spielräume. Patmos, Düsseldorf, S. 55–75

Papousek Mechthild (2003): Spiel und Kreativität in der frühen Kindheit. In: Gebauer, Hüther, a. a. O., S. 23–39

Plattner Rosa Maria (Hg. 2008): Das neue Sprachbastelbuch. G&G Verlagsgesellschaft, Wien

Popper Karl R. (1994): Alles Leben ist Problemlösen. Über Erkenntnis, Geschichte und Politik, Piper, München

Promies Wolfgang (1987): Georg Christoph Lichtenberg. Rowohlts Monographie, Reinbek

Rabelais Francois (2003): Gargantua und Pantagruel. Insel, Frankfurt a. M.

Rahner Hugo (1952): Der spielende Mensch. Johannes Verlag, Einsiedeln

Rahner Karl (1973): Strukturwandel der Kirche als Aufgabe und Chance. Herder, Freiburg i. B.

Rattner Josef (1972): Alfred Adler in Selbstzeugnissen und Bilddokumenten. Rowohlt, Reinbek

Richter Horst Eberhard (1979): Der Gotteskomplex. Die Geburt und die Krise des Glaubens an die Allmacht des Menschen. Rowohlt, Reinbek

Ringel Erwin, Alfred Kirchmayr (2004): Religionsverlust durch religiöse Erziehung. Herder, Wien (1. Auflage 1985)

Rom Paul (1966): Alfred Adler und die wissenschaftliche Menschenkenntnis. Fischer Verlag, Frankfurt a. M.

Rousseau Jean-Jacques (1975): Emil oder Über die Erziehung. Schöningh, Paderborn

Salameh Waleed Anthony (2007): Humor in der Integrativen Kurzzeittherapie. Klett-Cotta, Stuttgart

Schmid Wilhelm (1999): Philosophie der Lebenskunst. Suhrkamp, Frankfurt

Schmid Wilhelm (2004): Mit sich selbst befreundet sein. Von der Lebenskunst im Umgang mit sich selbst. Suhrkamp, Frankfurt a. M.

Schöttker Detlev (2003): Philosophie der Freude. Von Freud bis Sloterdijk. Reclam, Leipzig

Schreiner Joachim (2003): Humor bei Kindern und Jugendlichen. Eine Reise durch die Welt des kindlichen Humors unter Berücksichtigung entwicklungspsychologischer, pädagogischer, psychotherapeutischer und diagnostischer Aspekte. VWB –Verlag für Wissenschaft und Bildung, Berlin

Schulte Michael (1993): Karl Valentin. Bildmonographien rororo. Rowohlt, Reinbek

Schwarz Gerhard (2007): Führen mit Humor. Ein gruppendynamisches Erfolgskonzept. Gabler, Wiesbaden

Schweiggert Alfons (2004): Ja, lachen Sie nur! Die schönsten Karl-Valentin-Anekdoten und -Witze. Verlagsanstalt Bayerland, Dachau

Singer Waltraud, Cornelia Funke (2006): Sprachspiele für Kinder. Über 300 lustige Verse und Geschichten. Ravensburger Verlag, Ravensburg

Sloterdijk Peter (1983): Kritik der zynischen Vernunft. 2 Bde. Suhrkamp, Frankfurt a. M.

Sölle Dorothee (1968): Phantasie und Gehorsam. Überlegungen zu einer künftigen christlichen Ethik. Kreuz, Stuttgart

Stern Daniel N. (1991): Tagebuch eines Babys. Was ein Kind sieht, spürt, fühlt und denkt. Piper, München

Stier Friedolin (1981): Vielleicht ist irgendwo Tag. Aufzeichnungen. Kerle Verlag, Freiburg

Stollmann Rainer (2001): Lachen – was ist das? In: Frank E. P. Dievernich (Hg.) Kommunikationsausbrüche. Vom Witz und Humor der Organisation. UVK Verlagsgesellschaft, Konstanz, S. 15–57

Sutton Robert I. (2007): Der Arschloch-Faktor. Vom geschickten Umgang mit Aufschneidern, Intriganten und Despoten im Unternehmen. Hanser, München

Thielicke Helmut (1988): Das Lachen der Heiligen und Narren. Quell, Stuttgart

Titze Michael (1995): Die heilende Kraft des Lachens. Mit therapeutischem Humor frühe Beschämungen heilen. Kösel, München

Titze Michael, Christof T. Eschenröder (1998). Therapeutischer Humor. Grundlagen und Anwendungen. Fischer Taschenbuch Verlag, Frankfurt a. M.

Titze Michael, Inge Patsch (2004): Die Humor-Strategie. Auf verblüffende Art Konflikte lösen. Kösel, München

Turrini Peter (2009): Was macht man, wenn … Ratschläge für den kleinen Mann. Annette Betz Verlag, Wien

Van den Brouck Jeanne (1981): Handbuch für Kinder mit schwierigen Eltern. Klett-Cotta, Stuttgart

Vogel Thomas (Hg.1992): Vom Lachen. Einem Phänomen auf der Spur. Attempto Verlag, Tübingen

Von der Lippe Jürgen (1999): Witzparade. Pavillon Verlag, München

Wagner Klaus R. (Hg.1995): Sprechhandlungserwerb. Reihe: Kindersprache Bd. 10, Verlag die blaue Eule, Essen

Wahlgren Anna (2007): Das KinderBuch, Beltz, Weinheim

Wehle Peter (1980): Sprechen Sie Wienerisch? Von Adaxl bis Zwutschkerl. Ueberreuter, Wien

Wehr Marco (2007): Welche Farbe hat die Zeit? Wie Kinder uns zum Denken bringen. Eichborn, Berlin

Weigel Hans (1985): Blödeln für Anfänger. Diogenes, Zürich

Winnicott Donald W. (2006): Vom Spiel zur Kreativität. Klett-Cotta, Stuttgart

Wittgenstein Ludwig (1971): Philosophische Untersuchungen. Suhrkamp, Frankfurt a. M.

Zollinger Barbara (Hg. 2000): Kinder im Vorschulalter. Erkenntnisse, Beobachtungen und Ideen zur Welt der Drei- bis Siebenjährigen, Verlag Paul Haupt, Bern

Zorn Fritz (1977): Mars. Kindler, München

Zotter Gerri (2005): Das Sprachbastelbuch. Veränderte Neuauflage. Verlag Jugend und Volk, Wien

Zulliger Hans (1971): Heilende Kräfte im kindlichen Spiel. Fischer Taschenbuch Verlag, Frankfurt a. M.

Zum Autor

ALFRED KIRCHMAYR, geboren 1942, aufgewachsen in einem Dorfgasthaus im niederösterreichischen Mostviertel (Weistrach), lebt in Wien. Studium der katholischen Theologie als einer der ersten „Laientheologen“ (Dr. theol.), Psychologie und Soziologie (Dr. phil.).

1968–1982 Hochschulassistent und Mitarbeiter des Konzilstheologen Ferdinand Klostermann. Lektor für Psychologie und wissenschaftliches Arbeiten (Katholisch-theologische Fakultät der Universität Wien). Ferdinand Klostermann und Karl Rahner waren die Konzilsberater des Wiener Erzbischofs Kardinal Franz König.

1974–1994 intensive Zusammenarbeit mit dem Pionier der Suizidverhütung und Psychosomatischen Medizin, Univ-Prof. Dr. Erwin Ringel. Gemeinsame Vorlesungen an der Theologischen und Medizinischen Fakultät. Gemeinsame Veröffentlichung des Bestsellers „Religionsverlust durch religiöse Erziehung“ (Wien 1985, 40.000 verkaufte Exemplare, Neuauflage 2004). 1983–1998 Lektor für Medizinische Psychologie (Medizin. Fakultät der Universität Wien).

1982–2004 Professor für Psychologie und Sozialphilosophie an der Bundesakademie für Sozialarbeit, St. Pölten. 2000–2008 Lektor für Psychologie und wissenschaftliches Arbeiten an der Fachhochschule St. Pölten (Lehrgang Sozialarbeit).

Seit 1976 unorthodoxer Psychoanalytiker mit adlerianischem Akzent in freier Praxis (Krisenintervention, Kurz- und Langzeittherapie, Paartherapie, Coaching, Konfliktmanagement mit Humor). Lektor der Sigmund Freud Universität Wien.

Zahlreiche Veröffentlichungen und intensive Öffentlichkeitsarbeit (Vorträge, Seminare, Rundfunk- und Zeitungsinterviews). Mitarbeit an ca. 40 Büchern, etwa 200 Artikel in Zeitschriften über die Bereiche Religions- und Kirchenpsychologie, Zeitgeschichte und Praktische Theologie, Sozialpsychologie, Politische Psychologie und Psychotherapie, Witz, Humor, Konfliktmanagement und Lebenskunst.

Aktueller Schwerpunkt in Forschung und Lehre: Witz, Humor, Freude und Lebenskunst; Psychohygiene mit Spaß; Bedeutung von Witz und Humor für Konfliktmanagement und Psychotherapie.

Aktuelle Bücher:

Witz und Humor – Vitamine einer erotischen Kultur. Wien–Klosterneuburg 2006 (3. Auflage 2009)

Religionsverlust durch religiöse Erziehung. Tiefenpsychologische Ursachen und Folgerungen. (gem. mit Erwin Ringel). Wien 1985, Neuauflage 2004

Opus Dei – Das Irrenhaus Gottes? Eine Dokumentation (gem. m. Dietmar Scharmitzer). Wien–Klosterneuburg 2008

Homepage: www.psychotherapie-lebenskunst.at

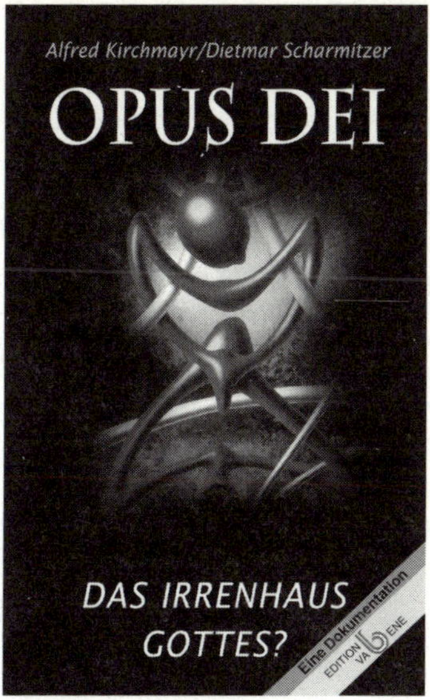

Reihe: „Eine Analyse“
Alfred Kirchmayr/
Dietmar Scharmitzer
Opus Dei
Das Irrenhaus Gottes?
mit einem Gastkommentar von
Dr. Walter Weiss
256 Seiten, Format 19,5 x 12 cm
broschiert
ISBN 978-3-85167-215-2
€ 19,80

Dietmar Scharmitzer legt in diesem Buch Rechenschaft über die im Opus Dei verbrachten Jahre und versucht, die Frage zu beantworten, „wie man dazu kommt“, einer straff geführten, totalitären religiösen Bewegung beizutreten und sich ihr ganz zu widmen. Dabei soll auch gezeigt werden, daß eine bestimmte Persönlichkeitsstruktur, ebenso wie ein autoritäres Elternhaus, die Grundlage für derartige spirituelle Vorlieben bilden können.
Der Theologe und Psychologe Alfred Kirchmayr liefert dafür die wissenschaftlichen Belege.
Die Bindung an das Opus Dei bedeutete für Scharmitzer finanzielle Ausbeutung, unwürdige, willkürliche Beschränkung seiner persönlichen Freiheit (Berufs-, Lektüreverbot) und deprimierende, destruktive Einengung: also Manipulation.
Beim Griff des „Werkes“ nach den Seelen junger, idealistischer Menschen handelt es sich um eine planvolle, vom Gründer sanktionierte und den Leitungsgremien praktizierte Vorgangsweise. Schäden an Psyche, Leib und Leben vieler, die den „Menschenfischern“ zum Opfer gefallen sind – sieben von zehn „Überredeten“ verlassen das Werk noch in jungen Jahren – sind vorprogrammiert.

Alexandre LUCAS

DÉCOUVRIR

TES

TRÉSORS

dans les événements vécus de ta vie

Livres écrits par Alexandre LUCAS